W0257045

In Verbindung mit den Büchern der Ärztlichen Praxis und nach den gleichen Grundsätzen redigiert, erscheint die Monatsschrift

Die Ärztliche Praxis

Sie bietet aus zuverlässigen Quellen sicheres Wissen und berichtet unabhängig und unbeeinflußt von irgendwelchen bestimmten Richtungen und Meinungen in kurzer und klarer Darstellung über alle Fortschritte, die für die ärztliche Praxis von unmittelbarer Bedeutung sind. Die Zeitschrift steht auf Grund ihrer Einrichtungen, so der des ärztlichen Fragedienstes, in besonders enger Fühlung mit ihren Lesern und berücksichtigt die Bedürfnisse des ärztlichen Praktikers, die der Schriftleitung aus den zahlreichen Anfragen und Anregungen ersichtlich werden, in weitem Maße.

Der Inhalt des Blattes gliedert sich in folgende Gruppen:

Originalbeiträge: Alle Arbeiten gründen sich auf die Erfahrungen und Forschungsergebnisse maßgebender Fachärzte. Diagnostik und Therapie eines bestimmten Krankheitsgebildes werden durch erfahrene Fachärzte nach dem neuesten Stand des Wissens zusammenfassend dargestellt.

Medizinisches Seminar: Dieser Teil enthält die vor einem größeren Ärzte-Auditorium, dem Medizinischen Doktorenkollegium gehaltenen Vorträge angesehener Fachärzte über diagnostische und therapeutische Fragen, die in der Praxis auftauchen oder jeweils aktuelle Bedeutung haben, mit der anschließenden Aussprache.

Fortbildungskurse: Die seit Jahrzehnten vor ärztlichen Hörern aus der ganzen Welt gehaltenen Internationalen Fortbildungskurse der Wiener medizinischen Fakultät werden in ausführlichen Artikeln der Vortragenden, zum Teil auch in Eigenberichten, veröffentlicht.

Aus neuen Büchern: Aus der neuerschienenen medizinischen Literatur werden in sich abgeschlossene Abschnitte vorgeführt, die für den Praktiker von Bedeutung sind.

Zeitschriftenschau: Klar gefaßte Referate sorgen dafür, daß dem Leser nichts für die Praxis Wichtiges aus der medizinischen Fachpresse entgeht.

Die Ärztliche Praxis kostet im Halbjahr zurzeit Reichsmark 3,60 zuzüglich der Versandgebühren.

Alle Ärzte, welche die Zeitschrift noch nicht näher kennen, werden eingeladen, Ansichtshefte zu verlangen.

Innerhalb Österreichs wird die Zeitschrift nur in Verbindung mit dem amtlichen Teil des Volksgesundheitsamtes unter dem Titel „Mitteilungen des Volksgesundheitsamtes“ ausgegeben.

BLUTUNGSKRANKHEITEN

VON

PRIVATDOZENT DR. **HEINRICH LEHNDORFF**

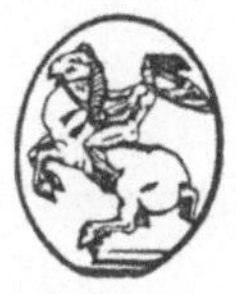

WIEN UND BERLIN
VERLAG VON JULIUS SPRINGER
1935

ISBN-13: 978-3-7091-9673-1 e-ISBN-13: 978-3-7091-9920-6
DOI: 10.1007/978-3-7091-9920-6

Vorwort.

Unter dem Namen „*Blutungskrankheiten*“ oder „*Blutungsübel*“ sollen alle jene Zustände zusammengefaßt werden, die durch zwei höchst eindrucksvolle Symptome gekennzeichnet sind. Erstens durch ein abnorm lang dauerndes intensives Bluten aus Schleimhautwunden und zweitens durch das Erscheinen von Blutflecken in der Haut. Beide Symptome sind alarmierende Zeichen für den Patienten, beide ergeben schwierige diagnostische Probleme und erfordern oft raschestes Eingreifen.

Eine Darstellung der Blutungszustände für den Gebrauch des praktischen Arztes existiert bisher nicht. Die hämorrhagischen Diathesen und die Purpurakrankheiten werden in den Lehrbüchern der inneren Medizin immer als Anhang zu den Blutkrankheiten dargestellt, wobei die hämatologischen Probleme am ausführlichsten abgehandelt werden; aber diese, die Fragen nach der Bedeutung der Blutplättchen, nach dem Wesen des Gerinnungsprozesses u. dgl. interessieren den Arzt in der Praxis erst in zweiter Linie. Er will vor allem wissen, welche diagnostischen Schlüsse er aus den klinischen Erscheinungsformen der einzelnen Blutungszustände ziehen kann, wie er im gegebenen Falle die verschiedenen Typen — ohne Zuhilfenahme komplizierter Laboratoriumsmethoden — unterscheiden kann; er will ferner erfahren, welche Mittel ihm zur Verfügung stehen, um die aktuelle Blutung zu beherrschen, und weiter noch, durch welche Methoden er auf die konstitutionelle Blutungsbereitschaft einwirken kann.

Von solchen vorwiegend *praktischen* Gesichtspunkten aus soll versucht werden, eine Darstellung der Blutungskrankheiten zu geben.

Wien, September 1935.

Heinrich Lehndorff.

Inhaltsverzeichnis.

Blutungskrankheiten und hämorrhagische Diathese.

Die Bezeichnung „Blutungskrankheiten" bedarf einer Erklärung. Sie wurde gewählt, weil sie schon dem Wortsinne nach außerordentlich gut eine bestimmte Gruppe von Krankheiten charakterisiert; es sollen damit alle jene Zustände gemeint sein, bei denen Blutungen das Wesentliche und Markanteste darstellen: Blutflecke in der Haut, Purpura, hämorrhagische Ergüsse in Schleimhäute, Gelenke und Serosen und schließlich intensives, schwer stillbares Bluten nach außen. Blutungen ausgesprochen traumatischer Genese, Blutergüsse nach Gefäßarrosionen, Hämatemesis aus einem Ulcus ventriculi, Hämoptoe aus zerstörten Lungengefäßen u. dgl. sind niemals als „Blutungsübel" anzusprechen, selbst dann nicht, wenn sie infolge ihrer Intensität und Dauer durchaus das klinische Bild beherschen.

Die Hämorrhagien bei den Blutungskrankheiten im engeren Sinne sind durch eine Anzahl besonderer Momente gekennzeichnet, die sie prinzipiell von allen anderen Blutungen unterscheiden. Vor allem dadurch, daß sie eben nicht durch Traumen oder Krankheiten bedingt sind, sondern spontan, ohne erkennbaren Anlaß auftreten, oder daß die Geringfügigkeit der äußeren Einwirkung in gar keinem Verhältnisse zur Intensität, Ausbreitung und Dauer der Blutungszeit steht: die physiologischen Belastungen des Alltages, der Druck der Kleidung, das Zähnebürsten, also „Mikrotraumen" werden zum Anlaß für das Auftreten von Blutflecken und Blutergüssen. Ein weiteres Signum ist die Multiplizität der Hämorrhagien: exanthemartiges Erscheinen zahlloser Blutflecken auf ausgebreiteten Gebieten der Haut, Bluten aus vielen Zahnfleischpapillen usw. Das Übel erscheint ferner gleichzeitig an vielen Stellen und erweist sich dadurch als eine universelle, nicht nur lokale Störung.

Ein weiteres sehr wichtiges und auffallendes Zeichen ist die Schwerstillbarkeit des Blutens, das tagelange Heraussickern von Blutstropfen, die Erfolglosigkeit der üblichen Stillungsversuche. Es gehört zum Wesen der Blutungsübel, daß es nicht bei einem einmaligen Anfall bleibt, sondern daß sich Blutungsattacken Jahre und Jahrzehnte lang wiederholen. Die eigentlichen Blutungsübel sind also dadurch charakterisiert, daß für ihre Genese exogene Faktoren (Traumen, Krankheiten) keine Rolle spielen, sondern daß sie im wesentlichen endogen bedingt sind. Nur durch die Annahme, daß eine konstitutionelle Alteration des Organismus vorliegt, können wir die Aetiologie dieser Zustände befriedigend erklären. Wir nennen den abnormen Zustand, der sich in einer besonderen Bereitschaft zu allgemeinen Blutungen ausprägt, hämorrhagische Diathese. Diese Bezeichnung sagt zunächst nichts anderes aus, als daß der Organismus zu intensiven und dauernden Blutungen geneigt ist, daß also eine besondere „Blutungsbereitschaft“ vorliegt.

Hämorrhagische Diathese bedeutet an sich kein Kranksein, ist aber für den Träger bedeutungsvoll. Dem modernen Arzte sind solche Gedankengänge geläufig. Er weiß, daß auch die spasmophile Diathese an sich noch kein Kranksein ist, sondern eine erhöhte Bereitschaft zu Krämpfen, und daß die exsudative Diathese eine außergewöhnliche Neigung zu exsudativen Katarrhen der Haut und der Schleimhäute darstellt. Nur wenn eine hämorrhagische Diathese, eine Blutungsbereitschaft, vorhanden ist, können minimale Traumen, unscheinbare Infekte und Intoxikationen, die beim normalen Menschen keine sichtbare Blutung zur Folge haben, eine universelle Purpura oder intensive und persistente Hämorrhoen hervorrufen. Das Wesentliche bei den genuinen Blutungsübeln ist also die konstitutionelle Abartung; die äußeren Schäden — Traumen, Infekte — sind auslösende Momente, Realisationsfaktoren. Hält man an der strengen Fassung fest, nur die konstitutionell bedingten Blutungszustände zu den Blutungsübeln zu rechnen, so ist deren Zahl gering. In der Praxis ist der Kreis der Blutungskrankheiten aber viel weiter zu ziehen. Es sind doch, wie jeder Arzt aus Erfahrung weiß, Blutungszustände gar nichts Seltenes. Er sieht Hautblutungen in größerem oder geringerem Ausmaße recht häufig bei seinen Patienten; hämorrhagische Schleimhauteffusionen aus Nase, Zahnfleisch, Uterus erfordern oft seine dringliche Hilfe. In vielen, vielleicht in den meisten dieser Fälle ist es von vornherein klar, daß die Hämorrhagien akzessorische Symptome sind, mögen sie auch infolge ihrer Dauer und Intensität als Hauptsache imponieren. Der erfahrene Arzt wird sie als klinisch interessante, für die Diagnose und Prognose wichtige Zeichen werten, aber doch immer nur als Begleiterscheinungen einer besonderen Grundkrankheit. Diese Blutungsaffektionen bilden die große Gruppe der symptomatischen Blutungsübel. Hieher gehören alle jene Fälle, wo durch das Erscheinen von Blutungen die Grundkrankheit, sei es ein Infekt wie Scharlach, Typhus, Diphtherie oder eine Intoxikation (Benzol, Salvarsan), sei es ein Leber- oder Nierenleiden oder eine Blutkrankheit (akute Leukämie), ihr besonderes klinisches Gepräge erhält.

Im Vergleiche zu den häufigen, symptomatischen Blutungszuständen ist die Zahl der eigentlichen Blutungsübel, d. i. jener Formen, die eine Krankheit sui generis darstellen, bei denen die Blutungen das Um und Auf des ganzen Prozesses bilden, sehr gering. Wir kennen nur drei essentielle Blutungskrankheiten: die Hämophilie, den Morbus maculosus Werlhof und die Purpura Schönlein-Henoch. Das Epitheton „genuin" oder „essentiell" bedeutet hier — wie auch bei anderen Krankheiten — ein Eingeständnis, daß wir über die Ätiologie nichts wissen.

Das Blutstillungssystem.

Bevor wir es unternehmen, in die Fülle der klinischen Bilder eine ordnende Übersicht zu bringen, müssen erst ein paar prinzipielle Fragen besprochen werden. Das Wesen aller Blutungsübel wird erst verständlich, wenn wir ein klares Bild über die Genese der Hämorrhagien überhaupt gewonnen haben. Die klinischen Formen zeigen wohl weitgehende Verschiedenheiten, der Mechanismus der Entstehung der Blutungen ist jedoch bei allen Formen im wesentlichen derselbe. Wenn ein Arzt die Haut eines Patienten in weiter Ausdehnung mit Blutflecken gesprenkelt sieht, wenn es trotz stunden- und tagelanger Mühen immer wieder aus einer Zahnextraktionswunde unbeherrschbar blutet, dann drängen sich vor allem zwei Fragen auf: wie kann es geschehen, daß gleichzeitig an vielen Hautstellen Blutkörperchen aus den Kapillaren in das Gewebe austreten, und im anderen Falle, warum hört das Bluten nicht auf, warum gerinnt das Blut nicht, was ist der Grund der enorm verlängerten Blutungsdauer?

Zum besseren Verständnis erscheint es zweckmäßig, ganz kurz einige Tatsachen aus der Physiologie zu rekapitulieren.

An der Blutstillung ist sowohl das Gefäßrohr als der Gefäßinhalt aktiv beteiligt. Wenn ein kleines Blutgefäßchen irgendwie lädiert, durchtrennt, angerissen wird, so ist die erste Reaktion eine reflektorisch erfolgende energische Kontraktion. Das Gefäßrohr zieht sich zusammen; dadurch werden die Wundränder einander genähert und gleichzeitig wird die Blutströmung außerordentlich verlangsamt. Dieser erste Akt ist Vorbedingung für die nun folgenden Vorgänge. Jetzt tritt das Blut selbst in Aktion, die Stagnation der Strömung hat eine Entmischung des Blutes zur Folge: Blutplättchen treten in immer größerer Menge an die Peripherie, während im Zentrum des Gefäßrohres ein dünner Faden von roten und weißen Blutkörperchen dahinzieht. Nun sammeln sich die Plättchen in großer Menge an den Unebenheiten der Wundränder an, werden klebrig, verbacken durch Agglutination miteinander, bis sie zu einer amorphen Masse werden, die die Lücke im Gefäßrohr auszementiert. Dieser Gefäßverschlußknopf ist anfangs ein weicher, weißer Thrombus; später setzt ein Gerinnungsvorgang ein, Fibrinfäden legen sich an, der Thrombus wird immer derber, schrumpft zusammen und führt so den definitiven, festen Verschluß herbei.

Wie man sieht, ist die Blutstillung ein sehr komplizierter Vorgang, für dessen normalen Ablauf das richtige Funktionieren zweier Faktoren nötig ist: der Blutgefäße und des Blutes. Versagt einer von ihnen, so wird die Blutstillung nicht in normaler Weise erfolgen. Der von den Theoretikern seit langer Zeit geführte und noch immer nicht erledigte Streit, was für die Entstehung von Blutungen das Wesentlichere sei, das Gefäßrohr oder der Gefäßinhalt, interessiert den praktischen Arzt nur wenig. Er wird sich das Zustandekommen von hämorrhagischen Zuständen am besten so erklären, daß er immer beide Möglichkeiten in Betracht zieht. In den meisten Fällen ist es auch richtig; fast immer sind in wechselndem Ausmaße beide Faktoren alteriert: das Gefäßrohr und das Blut.

Man darf sich aber den Blutstillungsmechanismus nicht zu einfach vorstellen. Das Blut ist für den Organismus ein äußerst wertvoller Saft und es ist selbstverständlich, daß er sich vor Blutverlusten durch sehr viele Sicherungen schützen wird. Es besteht ein kompliziertes System von verschiedenartigen Faktoren, deren richtiges Zusammenwirken die Hemmung des Blutens garantiert; in diesem Sinne kann man von einem „Blutstillungsapparat“ oder „Blutstillungs system“ sprechen. Hieher gehören: das Kapillarsystem, das sich autonom reguliert und außerdem unter dem Einfluß des vegetativen Nervensystems steht; ferner die Blutplättchen, deren Bildung im Knochenmark und deren Zerstörung in der Milz durch die Tätigkeit der Milz und das Zusammenspielen der hormonalen Organe reguliert wird; die Leber, welche die zur Gerinnung nötigen Substanzen und Fermente liefert, und noch vieles andere.

Ein „Blutungsübel“ wird entstehen, wenn der geschilderte Blutstillungsmechanismus an irgendeiner Stelle gestört ist. Je nachdem, welcher Teil besonders affiziert ist, entstehen verschiedene klinische Bilder. Man kann drei Haupttypen unterscheiden:

1. Es ist das Blut in seiner morphologischen Zusammensetzung alteriert, speziell die Zahl und Leistungsfähigkeit der Blutplättchen erscheint hochgradig herabgesetzt: daraus resultiert das klinische Bild des **Morbus maculosus Werlhof.**

2. Es liegt eine chemische Alteration des Blutes vor, ein Mangel an Gerinnungsfermenten: die Folge ist die **Hämophilie.**

3. Es steht eine pathologisch gesteigerte Permeabilität und Lädierbarkeit des Kapillarsystems im Vordergrund; das klinische Krankheitsbild ist die Purpura rheumatica, die **Schönlein-Henoch’sche Krankheit.** Das sind die drei Hauptrepräsentanten der Blutungsübel, die eigentlichen hämorrhagischen Diathesen. Jede einzelne ein scharf umrissenes klinisches Bild darbietend, jede dadurch gekennzeichnet, daß jeweils ein Anteil des Blutstillungssystems in hervorragendem Maße ergriffen ist.

Eine ähnliche Gruppierung kann man bei den symptomatischen Formen vornehmen. Wir kennen Blutungsübel, die im klinischen Bilde einen Morbus Werlhof imitieren und auch die gleiche Blutveränderung aufweisen: **symptomatische Thrombopenie.** Zweitens gibt es hämorrhagische Zustände, bei denen das Blut normal ist und ein Purpuraexanthem das dominierende Zeichen darstellt: **symptomatische Purpura** bei Infektionen und Intoxikationen. Schließlich können profuse Blutungen von hämophilem Charakter manche Leberkrankheiten begleiten: **Pseudohämophilie.**

Die Feststellung, daß ein Blutungsübel vorliegt, ist zumeist nicht schwer: denn Haut- und Schleimhautblutungen von irgendwie nennenswerter Intensität und Dauer können nicht übersehen werden. Mit dieser Feststellung ist nicht viel gewonnen; jetzt muß erst eine genaue Beobachtung und Untersuchung einsetzen, um festzustellen, welche Teile des Blutstillungsapparates — Blut- oder Gefäßsystem — geschädigt sind. Weiter wird durch sorgfältige Anamnese zu ergründen sein, ob eine angeborene Diathese oder eine erworbene Krankheit vorliegt, und schließlich, welche Schädlichkeiten als ursächliche oder auslösende Momente in Frage kommen.

Rolle der Kapillaren.

Die Kapillaren sind feinste Röhrchen, deren Wand von einer einfachen Schicht von Endothelzellen gebildet wird, die durch eine eigenartige kolloide Kittsubstanz zusammengehalten werden; diese ist normalerweise fest genug, um den Durchtritt von korpuskulären Elementen hintanzuhalten. Die Kapillaren sind aber nicht bloß Röhren, die das Blut passiv fortleiten, sondern sie führen ein aktives, weitgehend selbständiges Eigenleben. Sie können sich autonom erweitern und verengern; je nach Bedarf wird der Zusammenhang der Wandzellen aufgelockert oder gefestigt. Außerdem stehen sie unter der Wirkung des Nervus sympathicus, der ihren Tonus gewährleistet. Der Zustand der Kapillaren ist ferner abhängig von der Nebenniere, deren Sekret, das Adrenalin, tonuserhöhend wirkt. Ferner bestehen noch Beziehungen zum Gefäßinhalt; es scheint, daß die Blutplättchen bei ihrem physiologischen Zerfall im zirkulierenden Blute eine Substanz produzieren, die vasokonstriktorisch auf die Gefäße wirkt.

Für die Entstehung eines jeden Blutungsübels ist der Zustand der Kapillaren von ausschlaggebender Bedeutung: ohne irgendeine Schädigung oder ein Abnormwerden des Kapillarsystems ist das exanthemartige Aufschießen von Purpuraflecken gleichzeitig an zahlreichen Hautstellen überhaupt nicht vorstellbar. Die Schwerstillbarkeit von Bluteffusionen aus Schleimhäuten heraus an die Oberfläche kann noch aus dem bloßen Mangel an Gerinnungsfermenten oder an Blutplättchen verstanden werden; ebenso die Entstehung von übergroßen Blutunterlaufungen am Orte der traumatischen Einwirkung; aber nimmermehr das spontane Auftreten multipler Hautpurpura. Wenn die Gefäßwand dicht und normal ist, so wird es nie zu Hautblutungen kommen, wenn auch der Gefäßinhalt — das Blut — morphologisch oder chemisch alteriert ist.

Die Abnormität des Kapillarsystems bei den Blutungsübeln besteht darin, daß die Gefäße entweder besonders zerreißlich oder abnorm durchlässig werden.

Normalerweise haben die Kapillaren eine schon infolge ihrer Elastizität außerordentlich große Widerstandsfähigkeit; minimale Wandverletzungen kommen wahrscheinlich sehr oft vor, werden aber schnell verschlossen und repariert, ehe die ausgetretene Blutmenge die Grenze der klinischen Wahrnehmbarkeit erreicht. Die Kapillarresistenz ist nicht in jeder Lebensperiode gleich groß; bei Neugeborenen und in den ersten Lebensmonaten ist das Kapillarnetz noch nicht entsprechend entwickelt, die autonome Regulation erfolgt nicht prompt, das Gefäßsystem ist ebenso wie alle anderen Organsysteme unfertig und labil. Dies erklärt die besondere Blutungsneigung in dieser Lebensepoche, die „hämorrhagische Diathese der Neugeborenen“. Ganz geringfügige Einwirkungen, Stauung, Druck usw. provozieren das Auftreten von Blutpunkten; man hat angenommen, daß in dieser Altersstufe eine Schwäche der Kapillarwandzellen, eine „Endothelasthenie“ vorliegt. Es ist ferner bekannt, daß die Vulnerabilität der Gefäße bei Frauen größer ist als bei Männern.

Resistenzschwäche oder Zerreißlichkeit der Kapillaren kann angeboren oder erworben sein. Es gibt Menschen mit einem konstitutionell zarten, leicht lädierbaren Gefäßsystem, mit besonderer Labilität des Gefäßtonus; das sind die sogenannten Vasoneurotiker: Individuen mit zarter, weißer Haut, die auf alle möglichen äußeren Einwirkungen mit Farbwechsel und Ohnmachten reagieren. Die Blutungsneigung äußert sich in Anfällen von heftiger Epistaxis, die spontan oder auf minimale Traumen einsetzen, oder in übermäßig langdauernden Menstruationsblutungen. Eine vasoneurotische Diathese, die zu definieren wäre als eine angeborene Minderwertigkeit des Kapillarsystems, bildet den Boden, auf dem sich manche Formen der Blutungsübel entwickeln.

Die erworbenen Läsionen der Kapillaren kann man unterscheiden in solche, wo anatomisch nachweisbare Schädigungen vorliegen, und solche, die auf einer funktionellen Alteration beruhen.

Anatomische Läsionen können durch verschiedenartige Prozesse zustande kommen: Zerstörung der Gefäßwände durch Zellwucherungen bei Leukämie und Lymphogranulomatose; Embolien durch Bakterien, Thrombosen, Nekrosen oder Entzündungen, Degeneration der Gefäßwandzellen als Ursache der hämorrhagischen Exantheme bei Sepsis; Atrophie der Gefäßwand und abnorme Brüchigkeit, eine Angiomalacie, bei der Purpura nach Avitaminosen, im Greisenalter und bei kachektischen Zuständen.

Bei einer anderen Gruppe von Blutungsübeln — es sind die leichteren Formen, die in Heilung ausgehen — ist die Läsion nicht eine definitive anatomische, sondern eine passagere funktionelle. Man kann sich vorstellen, daß toxische Substanzen aller Art — chemische Gifte, Bakterientoxine, pathologische Stoffwechselprodukte — auf das Kapillarsystem einwirken. Die einen werden die Kittsubstanz zwischen den Endothelzellen lockern und dadurch die Gefäße für rote Blutkörperchen durchlässig machen; andere werden durch Lähmung der Gefäßnerven eine Dilatation und damit erhöhte Zerreißlichkeit und Permeabilität hervorrufen. Eine solche toxisch bedingte fluxionäre Hyperämie ist vielleicht die Ursache des initialen Nasenblutens bei vielen Infektionskrankheiten. Aus passager gesteigerter Gefäßzerreißlichkeit erklären wir uns das Hämorrhagischwerden des Exanthems bei Masern, Varizellen, bei Arzneiausschlägen usw. Es ist selbstverständlich, daß Blutungen um so reichlicher erscheinen werden, wenn sich mehrere Schäden kombinieren: dauernde oder anfallsweise einsetzende Blutdrucksteigerungen, die auf toxisch geschädigte Kapillaren einwirken, sind die Ursache der Purpura und der Hämorrhagien bei Keuchhusten und bei Nephrosklerose.

Rolle der Blutplättchen.

Die Besprechung dieses Kapitels soll sich auf das Notwendigste beschränken; handelt es sich doch um hämatologische Fragen, die bei den Ärzten nicht beliebt sind, die in der Praxis kaum Zeit und Möglichkeit haben, sich mit solchen zu befassen. Will man aber Wesen und Entstehung der Blutungskrankheiten verstehen, dann müssen wenigstens die wichtigsten Tatsachen bekannt sein; denn das Verhalten der Blutplättchen ist nicht nur für die Theorie, sondern auch für die Diagnose von größter Wichtigkeit. Die Plättchen sind es, die die Unterscheidung zweier Hauptgruppen der hämorrhagischen Diathesen ermöglichen; bei der einen, der Purpura rheumatica Schönlein, sind die Blutplättchen an Zahl normal, bei der anderen, dem Morbus maculosus Werlhof, sind sie hochgradig reduziert. Blutplättchenmangel, die Thrombopenie, ist das führende Symptom bei der Werlhofschen Krankheit.

Wenn auch der praktische Arzt vielleicht nur selten eine genauere Blutuntersuchung selbst vornehmen wird, so soll er doch über diese Fragen so weit orientiert sein, um aus den von den Laboratorien gelieferten Blutbefunden Schlüsse ziehen zu können. Ein gefärbtes Präparat wird aber auch der beschäftigte Praktiker gelegentlich selbst herstellen, um darin die Menge und Form der Plättchen abzuschätzen.

Die Blutplättchen oder Thrombozyten sind kleine Elemente, 2—3 μ groß; ihr Durchmesser erreicht kaum $^1/_3$ des Maßes bei den roten Blutkörperchen. Man kann sie auch im frischen nativen Blutpräparat erkennen: hier erscheinen sie als unscheinbare, kleine Kügelchen, die entweder isoliert liegen oder zu kleinen Häufchen zusammengeballt sind. Im gefärbten Präparat — nach der üblichen Blutfärbung mit May-Grünwald-Giemsa — sind es kleine Zellen mit einem blaßbläulichen Protoplasma mit zartroten Granulis. Die Zahl der Blutplättchen beim gesunden normalen Menschen beträgt etwa 300.000 bis 400.000 im Kubikmillimeter. Ihre Wiege ist das rote Knochenmark, ihre Mutterzellen sind die großen Knochenmarkriesenzellen (Megakaryozyten); ihr Grab finden sie in der Milz, wo die abgenützten, unbrauchbar gewordenen Elemente phagozytiert und aufgelöst werden. Produktion und Vernichtung werden reguliert durch hormonale Vorgänge: in der Milz gebildete Substanzen drosseln das Knochenmark und verhindern Überproduktion von Thrombozyten.

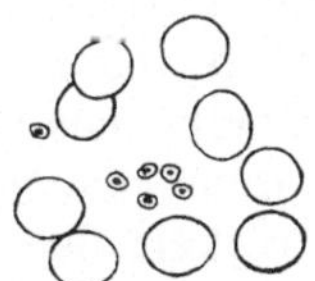

Abb. 1. **Rote Blutkörperchen und Blutplättchen.**

Die wichtigste biologische Funktion der Blutplättchen besteht in ihrer Teilnahme an der Blutstillung: sie sind es, die sich bei Kontinuitätstrennungen der Gefäße sofort massenhaft an die Wundränder anlagern, dort verkleben und den provisorischen Verschluß herbeiführen; sie sind es auch, die ihrem Zerfall die zur Blutgerinnung nötigen Fermente liefern.

Der Blutstillungsapparat wird also in seiner Leistungsfähigkeit gestört sein, wenn

a) zu wenig Plättchen im Blute zirkulieren oder wenn

b) Plättchen zwar in genügender Zahl vorhanden, aber pathologisch geartet, funktionsuntüchtig sind.

Ein Defizit an Blutplättchen wird immer dann zustande

kommen, wenn die Neubildung den Verbrauch nicht decken kann. Dies wird der Fall sein, wenn

1. entweder die Mutterzellen im Knochenmark zu wenig Plättchen produzieren, oder wenn

2. die Zerstörung in der Milz so enormen Umfang annimmt, daß das Knochenmark mit der Neuproduktion nicht nachkommen kann.

Ersteres, die verminderte Produktion von Plättchen, wird sich ergeben, wenn die Ursprungszellen der Thrombozyten vernichtet sind: Zerstörung des Knochenmarkes durch Tumoren, ausgebreitete Krebsmetastasen oder leukämische Wucherungen. Dasselbe wird zustande kommen, wenn infolge Giftwirkung — Benzol, Röntgen, Radium — oder durch Bakterientoxine — bei schwerster Sepsis — das aktive rote Mark schwindet (Myelophthisis) und durch ein zellarmes Fettmark ersetzt wird. Es müssen aber nicht immer anatomische Ursachen sein; auch eine funktionelle Lähmung der Tätigkeit der Knochenmarksriesenzellen, der Stammzellen der Thrombozyten muß Plättchenschwund zur Folge haben; diesen Zustand nennen die Hämatologen Megakaryotoxikose.

Der gleiche Effekt des Plättchenmangels im Blute wird resultieren, wenn die Zerstörung in der Milz dauernd das normale Ausmaß überschreitet, wenn also durch übermäßige Thrombozytolyse Plättchen in übergroßen Mengen dem Blute entzogen werden. Über die Rolle der Milz in der Genese der Blutungsübel wird noch zu sprechen sein (siehe Seite 15). Es ist ein Streit der Theoretiker, was im einzelnen Falle die Ursache der Thrombopenie ist: eine primäre Knochenmarksaffektion mit gehinderter, daher insuffizienter Neubildung von Thrombozyten oder eine primäre Milzerkrankung mit gesteigerter Zerstörung der Thrombozyten in der Milz. Für den Endeffekt ist dies ganz gleichgültig; denn ob nun ungenügende Neubildung oder übermäßige Vernichtung der Plättchen das Primäre ist, das Resultat ist stets das gleiche: Mangel an Plättchen im peripheren Blute, „Thrombopenie“. Diese ist ein wesentlicher Defekt im Blutstillungssystem, bedeutet gesteigerte Blutungsneigung und Schwerstillbarkeit von Hämorrhagien.

Bei der Entstehung von Blutungsübeln spielt nicht nur die Quantität, sondern auch die Qualität der Thrombozyten eine wichtige Rolle. Die Abnormität kann sich in der Größe (Riesenplättchen), Form und Färbbarkeit ausprägen, kann aber auch darin gelegen sein, daß die Plättchen eine Art von

Pachydermie aufweisen, eine zu dicke und widerstandsfähige Hülle, so daß sie nicht — wie es ihre Bestimmung wäre — rechtzeitig zerfallen und verkleben. Solche pathologische Plättchen werden ihre biologischen Funktionen nicht richtig erfüllen können. Eine „Plättchenminderwertigkeit" kommt als angeborener, vererbbarer Zustand familiär vor und bildet die Grundlage besonderer Blutungsübel. Man spricht von „hereditärer Thrombasthenie".

Über die Beziehungen zwischen Blutplättchen und hämorrhagischer Diathese ist folgendes zu sagen. Es besteht ein weitgehender Parallelismus zwischen Thrombozytenzahl und Blutungsneigung: Je niedriger die Plättchenzahl, desto größer ist die Tendenz zu spontanen Blutungen. Aus vielfachen Erfahrungen weiß man, daß mit dem Absinken auf $^1/_{10}$ der normalen Menge, also bei einer Zahl von 30.000—40.000 Thrombozyten im Kubikmillimeter der „kritische Punkt" erreicht ist und daß nun entweder spontan oder auf ganz geringfügige Traumen ausgesprochene Hämorrhöe und namentlich auch reichliches Blutfleckenexanthem auf der Haut auftreten.

Daß Plättchenmangel im Blute eine ausgesprochene Blutungstendenz bedeutet, ist zweifellos. Aber ein thrombopenischer Zustand muß nicht unbedingt Blutungen zur Folge haben. Sehen wir doch, daß nach Milzexstirpation die Blutungen sistieren, obwohl die Zahl der Plättchen tief absinkt, und daß es andererseits bei der Hämophilie trotz überreichlich vorhandener Thrombozyten unstillbar fort blutet. Damit Hämorrhagien in Erscheinung treten, muß noch etwas anderes hinzukommen. Es ist dies der sogenannte „Gefäßfaktor", die Mitbeteiligung des Kapillarsystems. Ohne Kapillarschädigung gibt es keine Purpura. Es sei hier ein Vergleich zitiert, der diese Verhältnisse treffend illustriert. Man kann doch nicht annehmen, daß in einer Stadt an vielen Stellen Brände deshalb ausbrechen werden, weil die Feuerwehrleute beurlaubt — nicht zur Stelle — sind; brennen wird es nur dort, wo die Feuermauern schadhaft sind. Ebenso muß man sagen: Bluten wird es nicht deshalb, weil die Blutplättchen fehlen, sondern es wird bluten, weil die Gefäßwände brüchig und durchlässig geworden sind (Klinger).

Die Blutgerinnung.

Über die chemischen Alterationen des Blutes als Ursache von Blutungsübeln sollen nur wenige Worte gesagt werden. Die Blutgerinnung kann im Rahmen einer für den praktischen Gebrauch gedachten Abhandlung nicht ausführliche Besprechung finden. Es sei nur in Erinnerung gebracht, daß zur Gerinnung des Blutes vielerlei Faktoren nötig sind: Ein Fermentstoff, das Thrombogen, und ferner Kalksalze in bestimmter Form müssen in entsprechender Menge im Plasma vorhanden sein, um mit der Thrombokinase, einem Aktivator, der von den Plättchen und anderen Organzellen geliefert wird, zunächst das Thrombin zu bilden. Diese Zwischensubstanz muß mit dem in der Leber produzierten Fibrinogen zusammentreffen, wodurch schließlich das Fibrin entsteht. Alle diese Stoffe müssen in ausreichender Menge zur Verfügung stehen, die Fermente leistungsfähig sein, der Ablauf des Prozesses darf nicht durch die Einwirkung des gerinnunghemmenden Fermentes Antithrombin gestört sein usw. Zum Verständnis des maßlosen Blutens bei der echten Hämophilie genügt es zu wissen, daß die Thrombokinasewirkung unzureichend ist und verzögert einsetzt.

Es gibt ganz seltene Fälle von unstillbarem Bluten, die klinisch ganz so aussehen wie die Erbkrankheit Hämophilie, wo aber andere Gerinnungsfaktoren, Kalzium oder Fibrin, in ungenügender Menge produziert werden.

Bei der echten Hämophilie beruht die Gerinnungsstörung auf einem angeborenen ererbten Mangel im Gerinnungssystem; dadurch ist eine dauernde, nicht beeinflußbare konstitutionelle Alteration geschaffen. Davon sind prinzipiell zu unterscheiden jene Fälle, wo die Gerinnungsstörung nur passager vorhanden ist, hervorgerufen durch eine den Blutstillungsapparat störende erworbene Affektion, z. B. symptomatische pseudohämophile Zustände bei Leberkrankheiten.

Die ursächlichen und auslösenden Faktoren.

Nach der Besprechung der Rolle des Gefäßrohres und des Gefäßinhaltes bei der Entstehung von hämorrhagischen Zuständen wenden wir uns nun jenen Faktoren zu, deren Einwirkung auf diese zum Anlaß von Blutungen wird. Ihre Zahl ist sehr groß, und ihre Auswirkung erstreckt sich meistens über mehrere Anteile des Blutstillungssystems.

I. Zur Illustration das Beispiel einer bazillären Infektion. Hier stellen die Bakterien und ihre Toxine den schädigenden Faktor dar. Sie greifen in erster Linie das Knochenmark an, wo Bakterienembolien kleine Nekroseherde hervorrufen und die Toxine die Tätigkeit der Megakaryozyten lähmen: die Folge davon ist Plättchenmangel im Blut. Gleichzeitig richtet sich die Schädigung auch gegen die Kapillaren: Bakterienembolien oder entzündliche Prozesse alterieren die Gefäßwände, Toxine bewirken Degeneration des Endothels und Lockerung des Gefüges. Dieselben bakteriellen Gifte können sich ferner noch gegen das Leberparenchym richten, so daß auch die Bildung von Gerinnungsfermenten gehindert ist. Beispiel: die Blutungen und hämorrhagischen Exantheme bei septischen Erkrankungen.

II. Ebenso wie bakterielle Toxine haben auch chemisch definierte Gifte entweder eine komplexe Wirkung auf das Blutstillungssystem oder richten ihren schädigenden Einfluß auf einzelne Teile. Benzol und seine Derivate lähmen in kleineren Dosen das Knochenmark, in größeren Dosen können sie es vollständig zerstören, so daß aus dem Zellmark ein Fettmark entsteht (Myelophthisis). Die Folge davon ist ein Schwinden aller Blutelemente, der roten und weißen Blutkörperchen und auch der Blutplättchen. Es entsteht das Krankheitsbild der hämorrhagischen Aleukie, das mit seinen ausgebreiteten Hautblutungen und schwer stillbaren Schleimhautblutungen an den Morbus Werlhof erinnert (siehe Seite 48). — Chinin, Pyramidon und andere Medikamente, die blutige Arzneiexantheme provozieren, richten ihre schädliche Wirkung hauptsächlich auf das Gefäßsystem; das klinische Bild gleicht mit den polymorphen, blutig imbibierten Exanthemen mehr der Schönleinschen Krankheit. Ebenso kennt man Blutungsübel im Gefolge von Intoxikationen mit Arsen, Salvarsan, dann auch mit Goldpräparaten, Sanochrysin u. a. — Phosphor und Chloroform wirken in erster Linie auf die Leber; die daraus resultierende hämorrhagische Diathese ist durch massive, infolge der verschlechterten Gerinnung schwer stillbare Schleimhautblutungen gekennzeichnet.

III. Ebenso wie Benzol können Röntgen- und Radiumstrahlen bei Überdosierung oder bei überempfindlichen Individuen eine schwere hämorrhagische Diathese erzeugen. Die Strahlen zerstören im Knochenmark die Mutterzellen der Plättchen und rufen ein durch schwere Anämie, Leukopenie und Thrombopenie im Blute gekennzeichnetes Krankheitsbild hervor, die Aleukia radiotoxica.

IV. Auch bei der hämorrhagischen Diathese, die durch Autointoxikation, infolge abnormer im Stoffwechsel gebildeter Substanzen entsteht, bei Schrumpfniere und Urämie, bei schweren Leberaffektionen und Cholämie, bei Koma diabeticum usw. konkurrieren verschiedene Wirkungen: Gefäßläsionen, Hypertonie, Mangel an Gerinnungsfermenten. Es ist möglich, daß histaminartige Körper, die bei abnormer Stoffwechsellage entstehen, für die Blutungsgenese von Bedeutung sind. Histamin wirkt auf das Gefäßsystem hochgradig paralysierend und kann so zur auslösenden Ursache für manche Formen der Schönlein-Henochschen Krankheit werden.

V. Bei der Purpura infolge Ernährungsstörungen ist hauptsächlich das Gefäßsystem alteriert. Quantitative Unterernährung, aber noch mehr ungenügende Zufuhr von C-Vitamin hat eine besondere Dystrophie der Gefäßwand zur Folge, eine Angiomalacia alimentaria. Diese ist die Ursache zweier Blutungsübel, des Skorbuts der Erwachsenen und der Möller-Barlowschen Krankheit der Säuglinge. Gleichfalls auf Gefäßschädigung beruht die Purpura kachecticorum, die bei hochgradig abgemagerten Individuen nach länger dauernden Zehrkrankheiten, Tuberkulose, Karzinom usw., auftritt und ebenso die Purpura der Greise.

VI. Weitere Faktoren, die für die Genese der Blutungen von Bedeutung sind, entstammen der Tätigkeit der hormonalen Organe. Hier sind wir vielfach auf Hypothesen angewiesen, die nicht weiter diskutiert werden sollen. Nur die für die Praxis verwertbaren Tatsachen mögen angeführt werden. Am deutlichsten sind die Zusammenhänge mit dem Ovarium; seine endokrine Tätigkeit erzeugt schon physiologischerweise in vierwöchentlichen Terminen eine lokale Blutungsbereitschaft im Uterus. Bei manchen Frauen entsteht zum selben Termin aber außerdem eine allgemeine hämorrhagische Diathese, eine gesteigerte Zerreißlichkeit der Kapillaren, die sich als heftiges Nasenbluten, als Zahnfleischhämorrhagien und Auftreten von Blutflecken auf der Haut äußert. Diese Blutungsneigung wird noch dadurch verstärkt, daß im Prämenstruum die Zahl der Blutplättchen manchmal beträchtlich absinkt. — Die Nebennieren spielen in der Genese der Blutungsübel insofern eine Rolle, als das Produkt der Rinde, das Adrenalin, zur Erhaltung des Kapillartonus notwendig ist. Ein schlagartiges Versagen der Adrenalinproduktion bei Nebennierenapoplexie ist vielleicht eine Ursache des deletären Verlaufes der Purpura fulminans (vergleiche Seite 40).

VII. Eine besondere Besprechung erfordert die Milz. Es ergab sich bereits mehrmals Gelegenheit, über ihre Beziehungen zu den Blutungsübeln zu sprechen. Hier möge das Wichtigste zusammengefaßt werden. Eine wesentliche Funktion der Milz besteht darin, daß sie wie ein Spezialfilter die im Kreislauf abgenützten Blutzellen abfängt, sowohl die roten Blutkörperchen als auch die Leukozyten und die Blutplättchen In den Milzgefäßen werden die abgenutzten Zellen phagozytiert, zerlegt und aufgelöst. Nun will der Organismus stets die gleiche Zusammensetzung des Blutes aufrechterhalten. Das Knochenmark wird daher sofort zum Ersatz neue Elemente produzieren und in die Zirkulation abgeben. Daß dies nicht im Übermaß geschehe, dafür sorgt gleichfalls die Milz, indem sie auf hormonalem Wege die Plättchenbildung reguliert. Schließlich ist es wahrscheinlich — aber nicht bewiesen —, daß aus den in der Milz zerfallenden Plättchen Stoffe in die Zirkulation gelangen, die vasokonstriktorisch wirken und für die Erhaltung des Kapillartonus wichtig sind. Das sind die Beziehungen der gesunden Milz zum Blutstillungssystem.

Es gibt nun einen pathologischen Zustand der Milz, wo entweder angeboren oder provoziert durch eine Noxe alle diese Funktionen ins Pathologische erhöht sind; das bezeichnet man als Hypersplenie. Hypersplenie muß zur Folge haben: erstens maßlos gesteigerte Zerstörung der Blutplättchen — Thrombozytolyse —, ferner verstärkte Drosselung ihrer Neubildung im Knochenmark, und drittens vielleicht auch direkte Gefäßschädigung durch splenotoxische, in der kranken Milz entstandene Substanzen.

Die Milz steht nur zur Werlhofschen Krankheit in Beziehung; beim Blutungsübel vom Typus der Hämophilie oder der Schönlein-Henochschen Krankheit spielt sie keine Rolle.

Schließlich ist noch die Splenektomie hier zu erwähnen, deren heilende Wirkung an anderer Stelle geschildert wird (siehe Seite 68). Worin der Effekt der Milzentfernung gelegen ist, wissen wir nicht sicher. Es kann die Beseitigung der Hypersplenie sein, der Quelle der übermäßigen Zerstörung; es darf aber nicht vergessen werden, daß die Milzexstirpation einen intensiven Reiz auf das Knochenmark darstellt, das darauf mit massenhafter Neubildung von Blutplättchen antwortet. Für die Praxis ist es gleichgültig, ob die Ausschaltung der Zerstörung oder die Anregung der Neubildung das Primäre ist. Der Effekt ist, daß reichlich die lebenswichtigen Thrombozyten in der Zirkulation vorhanden sind.

VIII. Während zur Erklärung des Zustandekommens der symptomatischen Blutungsübel die bisher erwähnten exogenen Noxen ausreichen, genügt dies nicht für die essentiellen

Blutungskrankheiten. Diese können wir nur verstehen, wenn wir als Grundlage eine *konstitutionelle Abartung des Blutstillungssystems* annehmen. Erbliche und konstitutionelle Faktoren spielen bei allen genuinen Blutungskrankheiten eine Rolle. Am deutlichsten bei der *Hämophilie*; hier bildet eine in der Erbmasse gelegene, geschlechtsgebundene Abartung, die sich in einer mangelhaften Produktion eines Gerinnungsfermentes, der Thrombokinase, manifestiert, das Wesen der Krankheit.

Auch bei der *Werlhofschen Krankheit* ist ererbtes Vorkommen, familiäres Auftreten, Erscheinen der ersten Blutungen schon in frühen Lebenstagen festgestellt worden.

Das nachfolgende Schema soll die Pathogenese der Purpurakrankheiten versinnbildlichen; es soll zeigen, wie durch die Einwirkung der Noxen auf die einzelnen Teile des Blutstillungsapparates die verschiedenen Formen der Blutungsübel entstehen.

Als ätiologische Faktoren haben wir kennengelernt: Bakterien, Toxine, Gifte, Strahlen, Nährschäden u. a. Manche richten ihre schädigende Wirkung ausschließlich auf das Gefäßsystem und haben dort die geschilderten anatomischen oder funktionellen Läsionen zur Folge. Es entsteht eine abnorme Zerreißlichkeit und Durchlässigkeit der Kapillaren, ein Blutungsübel vasogener Genese ohne Veränderung des Blutes, eine *athrombopenische Purpura*. (Siehe Pfeile ——➤.)

Komplizierter ist die Genese bei den thrombopenischen Purpuraformen. Die Noxen richten ihren Angriff in erster Linie auf die Blutbildungsorgane, Milz und Knochenmark (Pfeile - - -➤). Ob nun eine verminderte Neubildung von Blutplättchen im Knochenmark das Primäre ist oder eine gesteigerte Zerstörung in der Milz, der Endeffekt wird immer Thrombopenie (—·—➤) sein, eine unzulängliche Zahl von Plättchen im zirkulierenden Blute. Damit es aber zu manifesten Blutungen kommt, muß außerdem eine Alteration des Gefäßsystems vorhanden sein. Sei es, daß dieselben Gifte, die das Mark schädigen, auch die Gefäße lädieren (- - -➤), sei es, daß von der kranken, hypersplenischen Milz besondere Toxine (Splenotoxine) produziert werden (·······➤), sei es, daß infolge des Plättchenmangels vasokonstriktorische Substanzen fehlen; auch die gesteigerte Drosselung des Knochenmarkes (·······➤) wirkt im Sinne einer Plättchenverminderung. Erst aus der Kombination von Thrombopenie mit einer Kapillarläsion resultieren die thrombopenischen Blutungsübel, die Purpuraformen von Werlhofcharakter.

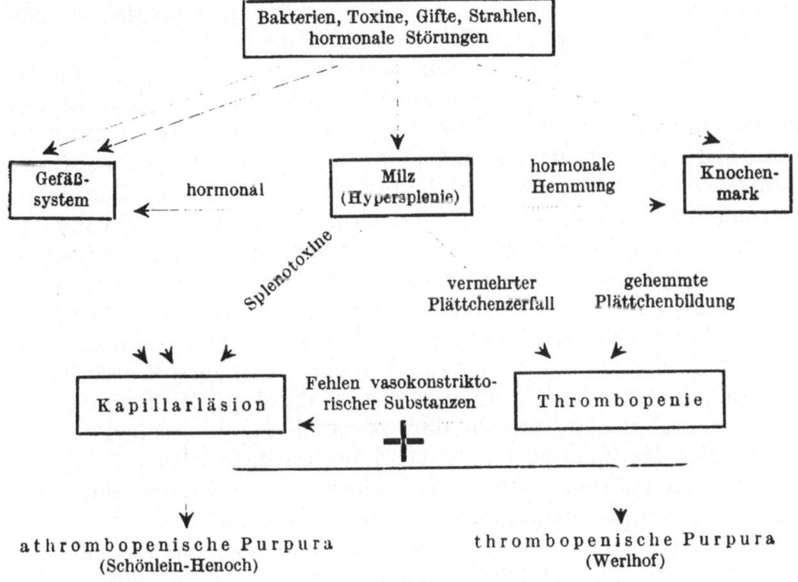

Untersuchungsmethoden.

Zur Prüfung der Leistungsfähigkeit des Blutstillungssystems stehen dem Arzte eine ganze Anzahl besonderer Untersuchungsmethoden zur Verfügung.

Die bekannteste und häufigst angewendete Prüfung auf kapillare Resistenz ist der Stauungsversuch, das Rumpel-Leedesche Phänomen, auch Endothelsymptom genannt. Die Ausführung ist ganz einfach. Man legt die Manschette des Blutdruckapparates am Oberarm an und läßt die Stauung 5 bis 10 Minuten lang einwirken. Es ist selbstverständlich, daß bei jedem Menschen schließlich Hautblutungen entstehen, wenn eine übermäßige Stauung abnorm lang fortgesetzt wird. Aus ein paar feinen Flohstichblutungen wird man natürlich keine Schlüsse ziehen. Es muß schon eine ganz beträchtliche Inkongruenz zwischen relativ geringer Stauung und einem ausgebreiteten hämorrhagischen Ausschlag vorliegen, um von einem positiven Ausfall der Probe zu sprechen. In den ersten Lebensmonaten treten geringfügige Blutungen beim Stauungsversuch regelmäßig auf. Durch Kneifen oder Reiben der Haut kann man das Aufschießen von Blutpunkten innerhalb eines Scharlachexanthems provozieren, was diagnostisch verwertbar ist. Dieses „Endothelsymptom“ ist der Ausdruck einer erhöhten Lädierbarkeit der Kapillaren. Eindrucksvoll ist der Ausfall des Stauungsversuches bei der Werlhofschen Krankheit; hier entsteht eine dichtgestellte Aussaat bis über linsengroßer Blutflecke über den ganzen Unterarm. Es besteht ein so evidentes Parallelgehen zwischen Plättchenzahl und Ausfall der Stauung, daß man aus dem einfach anzustellenden Versuch einen gewissen Schluß auf den Grad der Plättchenvermehrung ziehen und sich die mühsame Plättchenzählung ersparen kann. Ist die Zahl der Plättchen unter den kritischen Punkt von etwa 30.000 gesunken, so hat das Anlegen der Staungsbinde nach etwa 10 Minuten einen ausgebreiteten, blutigen Ausschlag am ganzen Unterarm zur Folge. — Die Gefäßzerreißlichkeit beim Morbus Werlhof ist auch auf andere Weise leicht demonstrierbar. Läßt man den Fingernagel gegen die gestaute Vene schnellen, so entsteht dort sogleich ein blutunterlaufener Fleck. Bei der Hämophilie ist das Symptom fast stets negativ, bei der Schönlein-Henochschen Krankheit ist es inkonstant, aber niemals so stark ausgeprägt wie beim Werlhof.

Wer genauere Zahlen haben will und eine Saugglocke mit einer Pumpe und einem Manometer besitzt, kann den Saugglockenversuch (Hecht) vornehmen. Man setzt einen Schröpfkopf von etwa 3—4 cm Durchmesser auf die zu prüfende Hautstelle auf und erzeugt durch Pumpen einen luftverdünnten Raum. Nach einiger Zeit erscheinen größere oder kleinere Blutflecke. Die Zerreißlichkeit der Kapillaren zeigt an einzelnen Körperstellen sehr große Unterschiede; sie ist außerdem abhängig von Alter, Geschlecht, konstitutionellen Zuständen und manchen anderen Bedingungen. Um die Probe in der Praxis verwerten zu können, muß gleichzeitig eine gesunde Vergleichsperson unter gleichen Bedingungen geprüft werden. Bei Blutungsübeln ist erfahrungsgemäß die Zerreißlichkeit der Kapillaren an den unteren Extremitäten am deutlichsten nachweisbar.

Die Erfahrung, daß bei der Werlhofschen Krankheit auf außerordentlich geringfügige Traumen sehr ausgebreitete Blutunterlaufungen entstehen, kann man zur klinischen Prüfung verwenden; ein Schlag mit dem Perkussionshammer gegen eine wenig von Fett unterpolsterte Stelle hat binnen wenigen Stunden das Auftreten einer Blutunterlaufung zur Folge. Am deutlichsten zeigt sich das Hammerschlagphänomen am Brustbein und an der Tibiakante.

Es ist eine alte Erfahrung, daß bei Thrombopenien jede subkutane Injektion, ja selbst der bloße Einstich mit der Nadel eine blutige Zone um die Stichwunde zur Folge hat, die um so größer und persistenter wird, je schwerer die hämorrhagische Diathese ist. Darauf beruht die Prüfung mittels der Stichelung. Man macht an einer Hautstelle 5 Nadelstiche in Form einer Kartenfünf und kontrolliert am nächsten Tag; bei Patienten mit Blutungsneigung haben sich kleine Blutfleckchen entwickelt. Diese Probe ist nur beim Morbus Werlhof positiv, nicht bei der Hämophilie und nicht bei der Schönleinschen Purpura.

Eine sehr einfache Methode, die jeder praktische Arzt ausführen kann, die ihm über den Grad der Blutungsneigung ein Urteil ermöglicht, ist die Bestimmung der Blutungszeit (Duke). Man sticht an der Innenseite des Endgliedes des vierten Fingers, einen $^1/_2$ cm vom Nagelrand entfernt, mit der Frankeschen Lanzette oder mit einer Schreibfeder, deren eine Hälfte weggenommen wird, ca. 4 mm tief ein. Nun wird mit einem Löschpapierstreifen alle 20 Sekunden der austretende Tropfen berührt und abgesogen, aber nicht abgewischt. Beim normalen Menschen werden die Tropfen immer kleiner und nach 1—3 Minuten hat das Bluten aufgehört. Anders bei den Blutungskrankheiten mit verminderter Plättchenzahl: hier dauert das Bluten 10, 30, 60 Minuten und länger an und die Tropfen werden nicht kleiner.

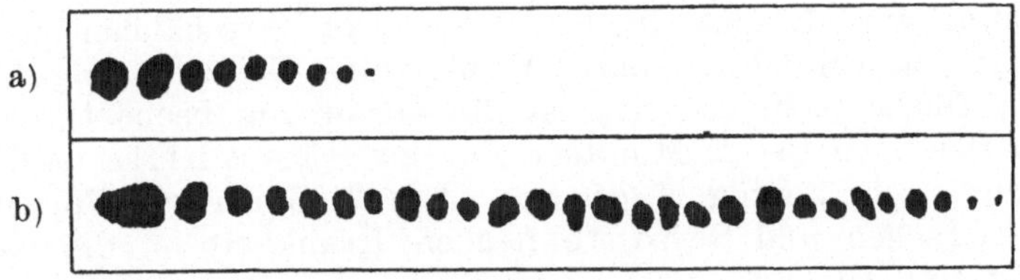

Abb. 2. Blutungszeit nach Duke. a) normal, b) sehr verlängert.

Der diagnostische Wert der Probe auf Blutungszeit ist darin gelegen, daß diese nur beim Werlhof verlängert ist, wobei ein gewisser Parallelismus besteht: je weniger Plättchen, desto länger blutet es. Bei der Purpura rheumatica ist die Blutungszeit ganz normal und ebenso bei der Hämophilie. Ein Stich in den Finger oder in das Ohrläppchen blutet bei Hämophilie nicht abnorm lang, obwohl es gleichzeitig aus einer traumatisch gesetzten Schleimhautwunde fast unstillbar bluten kann. Die kapillare Blutungszeit darf absolut nicht verwechselt werden mit der Blutungsdauer aus Schleimhautwunden.

Die Beobachtung der Retraktion des Blutkuchens und Auspressens des Serums liefert wertvolle Hinweise bei Blutungsübeln. Die Probe ist in der Praxis leicht ausführbar. Man fängt 1—2 ccm Blut in einer kleinen Eprouvette oder in einem Uhrschälchen auf. Normalerweise ist nach 1—3 Stunden die Retraktion beendet, das Blutgerinnsel hat sich von der Gefäßwand zurückgezogen, und nun sieht man in dem gelblichen Serum den schwarzroten, zusammengeballten Blutkuchen liegen. Bei der Purpura rheumatica ist die Zusammenziehung normal, bei der Hämophilie manchmal etwas verzögert und ungenügend, bei der Werlhofschen Krankheit dagegen enorm verzögert und kann sogar vollständig ausbleiben.

Die Bestimmung der Gerinnungszeit wird der Arzt wohl meistens dem Laboratorium überlassen müssen. Will er sich selbst ein ungefähres Urteil bilden, so kann er folgendermaßen vorgehen: 2 ccm Blut, durch Venenpunktion gewonnen, werden in ein sorgfältig gereinigtes Uhrschälchen gebracht. Nun zieht man nach je 30 Sekunden mit einer haardünn ausgezogenen Glaskapillare oder mit einem sterilen Pferdehaar in Spiralzügen, ohne den Boden zu berühren, durch das Blut. Der Moment, wo zum erstenmal ein feines Fibrinfädchen hängen bleibt, signalisiert den Beginn der Gerinnung. Das ist beim Gesunden nach 2—5 Minuten der Fall. Der Endpunkt der Gerinnung wird festgestellt, indem man das Uhrschälchen nach je 2 Minuten vorsichtig neigt. Wenn keine Deformierung der Blutoberfläche mehr eintritt, ist die Gerinnung beendet; normalerweise nach 15—25 Minuten. Bei der Hämophilie ist die Gerinnung sehr verzögert, oft bis über 24 Stunden. Bei der Werlhofschen und Schönleinschen Krankheit ist die Gerinnungszeit normal.

Schließlich soll noch eine Probe erwähnt werden, aus deren Ausfall man auf die Durchlässigkeit der Kapillaren schließen kann. Läßt man einen gesunden Menschen morgens nüchtern 400 ccm Wasser trinken, so scheidet er bei Bettruhe in liegender Stellung die gesamte Menge, d. i. 100% in etwa 2 Stunden wieder aus. Wiederholt man den Versuch am nächsten Tag bei Herumgehen, so beträgt die Ausscheidung in der gleichen Zeit etwa 85%. Bei manchen Blutungsübeln ist diese Ausscheidung gestört: nach Trinken von 400 ccm Wasser werden im Liegen wohl auch 100$^0/_0$ ausgeschieden, beim Herumgehen aber sinkt die Menge bis auf 20—30$^0/_0$.

Die Zählung der Blutplättchen ist nicht einfach. Der praktische Arzt kann sich durch folgende Methode ein ungefähres Urteil verschaffen: Auf die gereinigte Fingerkuppe kommt ein Tropfen einer 14$^0/_0$igen Magnesiumsulfatlösung. Durch diesen Tropfen wird eingestochen, das austretende Blutströpfchen damit gemischt, und nun werden in gewöhnlicher Weise Deckglaspräparate oder Objektträgerausstriche hergestellt und nach May-Grünwald-Giemsa gefärbt. Dann zählt man mittels einer quadratischen Blende, die man sich selbst herstellen kann, indem man ein entsprechend zurechtgeschnittenes Papier in das Okular seines Mikroskopes einsetzt, 1000 rote Blutkörperchen und die dabei im Blickfelde erscheinenden Plättchen. Außerdem muß die Zahl der roten Blutkörperchen festgestellt werden. Dann kann man mittels einer einfachen Proportion die Zahl der Plättchen errechnen. Sind z. B. im Blute 4,500.000 rote Blutkörperchen vorhanden und wurden bei der Durchzählung auf je 1000 rote Zellen 70 Plättchen gefunden, so ergibt sich:

$$1000\,R : 70\,Pl = 4.500.000 : x$$

Die Plättchenzahl beträgt demnach 315.000.

In nachstehender Tabelle soll übersichtlich dargestellt werden, wie die Resultate der Untersuchungen bei den einzelnen Typen der Blutungsübel ausfallen. Die große diagnostische Verwendbarkeit ist so evident, daß eine eingehendere Besprechung sich erübrigt.

Tabelle 1

	Hämophilie	Werlhof	Schönlein
Blutplättchen	normal oder vermehrt	hochgradig vermindert	normal
Blutungszeit	normal	verlängert	normal
Retraktion	normal oder etwas verzögert	unvollständig bis fehlend	normal
Gerinnungszeit	stark verlängert	normal	normal
Stauungsversuch	gelegentlich positiv	stark positiv	gelegentlich positiv

Klinik der Blutungskrankheiten.

Die Symptomatologie der Blutungsübel ist eigentlich sehr dürftig: sie setzt sich aus nichts anderem zusammen, als aus Blutungen in die Haut und Hämorrhöen aus Schleimhäuten. Aber dieses Bluten ist bei jeder einzelnen Form durch Besonderheiten ausgezeichnet. Es ergeben sich bei guter klinischer Beobachtung so viele Eigenheiten, was Zahl, Form, Größe, Lokalisation der Blutflecke anlangt, daß der erfahrene Arzt sehr oft aus dem Hautaspekt allein zur richtigen Diagnose kommen wird.

Die Dermatologen unterscheiden Flohstichblutungen, Petechien und Purpuraflecke in verschiedener Größe, sprechen von Vibices, wenn die Blutflecke striemenartig, von Suggilationen, wenn sie flächenhaft ausgebreitet sind. Je nach dem Alter und der Hautschicht erscheinen sie hellrot bis dunkelschwärzlich; manche kleinere Purpuraflecke verschwinden restlos, größere Hämatome zeigen bei der Rückbildung die bekannte Farbskala des sich umwandelnden Blutfarbstoffes von grün, gelb, braun. Es gibt Blutungsübel — der Schönleintypus —, wo die Purpura Exanthemcharakter aufweist, bestimmte Körperregionen bevorzugt und symmetrisch auftritt; und andere, wo die Regellosigkeit in Größe, Form und Lokalisation das Kennzeichnende ist: der Werlhoftypus. Manchmal treten Blutungen nur in den obersten Hautschichten auf, manchmal auch in der Subkutis und in der Muskulatur. Bei manchen Blutungsübeln sind Schleimhauteffusionen die Hauptsache, bei anderen fehlen solche fast immer. Auch die besondere Art der Blutungen in innere Organe, die Komplikationen und Begleitsymptome sind bei jeder Form anders und besonders. Daraus ergeben sich wichtige Anhaltspunkte für die Diagnose. Eine genaue Schilderung des Verhaltens wird bei Besprechung der einzelnen Blutungsübel erfolgen; die nachfolgende Tabelle wird besser als eine langatmige Beschreibung die Eigenart der hämorrhagischen Diathese bei den einzelnen Formen illustrieren.

I. Die essentiellen Blutungskrankheiten.

1. Die Hämophilie.

Die Hämophilie, die „Bluterkrankheit“, eine der merkwürdigsten Affektionen, ist in ihren wesentlichen klinischen Zügen den Ärzten und meistens auch den Patienten und deren Angehörigen wohlbekannt. Soll nicht Verwirrung zustande

Tabelle 2

		Hämophilie	Werlhof	Schönlein
Hautblutungen	Zahl	spärlich unauffällig	wechselnd zahlreich	meistens sehr reichlich
	Größe	flächenhaft	groß und klein, Petechien und Suggilationen polymorph, polychrom	meistens kleinere Flecke
	Lage	kutan und subkutan	in allen Schichten	nur kutan
	Lokalisation	am Orte des Traumas	zum Teil von Mikrotraumen abhängig	symmetrisch, nie am Kopf, untere Extremitäten bevorzugt
Blutungen in:	Schleimhäute	selten	größere und kleinere Petechien	selten und minimal
	Muskeln	gelegentlich	sehr oft	fast nie
	Gelenke	Blutergelenk rezidivierender Hämarthros	nie	rheumatoide Schwellung, keine Blutung
Blutergüsse aus:	Nase	sehr oft profus	sehr oft intensiv	fast nie
	Mund	nach Extraktionen fast unstillbar	oft lebensbedrohlich	sehr selten
	Darm	sehr selten	sehr selten	Purpura abdominalis mit Koliken (Invagination)
	Niere	sehr selten	gelegentlich Hämaturie	hämorrhagische Nephritis
	Scheide	starke Menses	intensivste Mensesblutungen	fast nie

kommen, so muß der Name „Hämophilie" ausschließlich für das konstitutionelle Erbübel reserviert bleiben. Mit der Bezeichnung „Bluter" wird viel zu freigebig umgegangen; so werden Frauen mit starken, lang dauernden Mensesblutungen immer wieder „Bluterinnen" genannt; sie sind dies aber ebensowenig wie die Schulkinder mit häufigem Nasenbluten oder

Menschen, deren Zahnfleisch bei jedem Putzen zu bluten beginnt.

Die echte Hämophilie ist eine ausgesprochene Heredopathie. Sie ist die „vererblichste aller Krankheiten“, eine angeborene Konstitutionsanomalie, die das ganze Leben hindurch bestehen bleibt. Die Vererbung erfolgt nach ganz bestimmten Gesetzen; nur die männlichen Mitglieder der Bluterfamilien erkranken manifest und schwer, während die Frauen, durch die das Übel vererbt wird, keine Bluter sind. Diese gesund bleibenden Frauen, die Überträgerinnen — man nennt sie „Konduktorinnen“ — zeigen bei genauer Untersuchung zwar öfters auch gewisse Störungen im Blutstillungsapparate, eine Neigung zu abundanten Mensesblutungen oder zu schwer stillbarer Epistaxis. Eine echte weibliche Hämophilie hat aber noch niemand gesehen; ein auf Hämophilie beruhender Verblutungstod kommt bei Frauen nicht vor.

Sehr oft wissen die Patienten und ihre Angehörigen von ihrer Blutanomalie, die für sie einen dauernden Anlaß zu Angst und Sorge bildet. Die hämophile Diathese kann sich gelegentlich schon beim Abfall des Nabelstranges manifestieren; oder es ist eine unbeherrschbare Blutung nach der Beschneidung das erste Signal. Im zweiten Lebenshalbjahr bildet der Zahndurchbruch ein Gefahrenmoment, in der späteren Kindheit sind es die vielen kleinen Verletzungen beim Spiel, ein Biß in die Zunge, Ausfall oder Extraktion der Milchzähne oder die Schutzpockenimpfung, die zu lebensbedrohlichen Blutungen Anlaß geben können. Es kommt auch vor, daß die ersten Jahre ohne nennenswerte Hämorrhagie vorbeigehen und später erst, gelegentlich einer Tonsillektomie oder bei einem anderen chirurgischen Eingriff die Unbeherrschbarkeit des Blutens erkannt wird.

Die Gefahr der Hämophilie liegt in der Schwerstillbarkeit der Blutungen aus Schleimhautwunden. Diese zeigen charakteristische Eigenheiten: nach einer Zahnextraktion beispielsweise sieht man, daß die zuerst intensive Blutung allmählich steht; nun bildet sich aber nicht ein fester Verschluß wie beim normalen Menschen, sondern ein ganz weiches, matsches Gerinnsel bedeckt die Wunde, unter dem dauernd tropfenweise, stunden- und tagelang, Blut heraussickert. Dieses an sich geringfügige Bluten, das nur durch kurz dauerndes Stillstehen unterbrochen wird, darf ja nicht unterschätzt werden; denn ohne warnende Signale entsteht ganz allmählich und unauffällig ein schwer bedrohlicher Zustand. Der blutende Patient wird stiller, manchmal etwas apathisch, manchmal aber geradezu euphorisch; er klagt über gar nichts anderes als über Durst und Müdigkeit. Glücklicherweise tritt in diesem kritischen Moment, wenn man schon für das Leben des ausgebluteten Patienten fürchtet, meistens ganz spontan ein Sistieren des Blutens ein, vielleicht infolge der Blutdrucksenkung, vielleicht infolge einer nun sich spontan einstellenden Gerinnungsbeschleunigung.

Hämophile Kinder sind oft an den enorm großen subkutanen und subperiostalen und intramuskulären Blutbeulen am Kopf, an Armen und Beinen, in der Wange usw. zu erkennen, die auf geringfügiges Anschlagen entstehen und lange bestehen bleiben. Hämaturie als Zeichen einer Nieren- oder Blasenblutung kommt bei erwachsenen Hämophilen vor. Ziemlich selten sind Blutungen aus dem Magen-Darmkanal (Hämatemesis) oder aus der Lunge (Hämoptoe). Wenn sich ein Hämatom an der Dura etabliert — ein seltenes Vorkommnis —, können Hirnkompressionserscheinungen die Folge sein. Auch diese innerlichen Blutungen erfolgen spontan oder im Anschluß an ein minimales Trauma.

Für die Bluterkrankheit kennzeichnend sind die Gelenkblutungen, der rezidivierende Hämarthros. Diese besondere Verlaufsform ist sehr oft erbbedingt; man kennt Bluterfamilien, bei denen alle hämophilen Mitglieder Gelenkbluter sind, und andere Sippen, wo durch Generationen nur Schleimhauthämorrhagien vorkommen und die Gelenke frei bleiben. Die auslösenden Ursachen sind unglaublich geringfügig; ein Knien, ein Anschlagen an die Bettkante genügen, um in wenigen Stunden eine mächtige Schwellung zu erzeugen. Bevorzugt sind die am meisten exponierten Gelenke Knie und Ellbogen. Die akute, intraartikuläre Blutung kann einen akuten Gelenkrheumatismus imitieren: Fieber, heftige Spannungsschmerzen und ein mächtiger Erguß. Ein Gelenk, in das es einmal geblutet hat, wird zu einem Locus minoris resistentiae, in den nun immer wieder Blutergüsse erfolgen. Durch den Druck der Hämatome werden allmählich Knochen und Knorpel usuriert; im Laufe der Jahre kann es schließlich zu Versteifungen und Verkrümmungen kommen mit dem traurigen Ausgang in schwere Krüppelhaftigkeit. Im Verlaufe der hämophilen Gelenkerkrankung kann es ein Stadium geben, wo das verdickte Gelenk einem tuberkulösen Fungus sehr ähnlich sieht oder an Syphilis denken läßt. Wenn in solchen Fällen nicht schon die

Anamnese volle Klarheit schafft, soll unbedingt eine Röntgenuntersuchung veranlaßt werden. Defekte und Höhlenbildungen im Gelenkrand des Knochens im Verein mit kalkdichten Weichteilschatten im Gelenkbereiche sprechen für eine hämophile Arthropathie und gegen Gelenkerkrankung infolge Lues oder Tuberkulose. Die Deutung des Bildes ist oft schwierig und soll durch einen erfahrenen Facharzt erfolgen.

Die meisten Hämophilen sind sogenannte Gelegenheitsbluter, d. h. Hämorrhagien treten nur auf Traumen auf, die freilich so geringfähig sein können, daß sie kaum bemerkt werden. Seltener ist die zweite Abart, die Spontanbluter, bei denen ohne jede nachweisbare äußere Einwirkung Blutungsanfälle einsetzen; hier scheinen andere Faktoren, Stoffwechselstörungen oder endokrine Einflüsse die auslösende Rolle zu spielen; manchmal wird von den Patienten eine Art von Aura angegeben: Hitzegefühl, Herzklopfen u. dgl.

Die Verblutungsgefahr ist in der frühen Kindheit am größten und auch noch im zweiten Lebensjahrzehnt vorhanden. Später werden Intensität und Dauer der Blutungen meistens geringer und nach dem 30. Lebensjahre kommt ein Verblutungstod nur mehr sehr selten vor. Sehr merkwürdig ist das Schwanken der Blutungsneigung bei demselben Patienten. Das eine Mal mächtiges Bluten nach einer Alltagsverletzung; einige Zeit später kann man bei demselben Menschen eine größere Operation ohne nennenswerte Blutung durchführen. Erfahrungsgemäß ist unmittelbar nach einem größeren Blutverlust die Gerinnbarkeit des Blutes erhöht und die Blutungstendenz geringer.

Zu Blutuntersuchungen wird der praktische Arzt nicht oft Gelegenheit haben. Die Diagnose „Hämophilie“ wird er fast stets aus der Anamnese und aus der Art des Blutens machen können. Eine Blutuntersuchung soll unbedingt veranlaßt werden, wenn bei einem Menschen, bei dem die Familiengeschichte den Verdacht auf Hämophilie wachruft, eine Operation vorgenommen werden soll; ferner auch bei unklaren Gelenkleiden und schließlich zur Differenzierung von Blutungen bei jenen seltenen Formen von Morbus Werlhof, wo die Schleimhautblutungen ganz im Vordergrund stehen und Hautblutungen geringfügig sind.

Die morphologische Zusammensetzung des Blutes ergibt bei der Hämophilie nichts Abnormes. Im Intervall ist die Zahl der weißen und roten Blutkörperchen normal; nach einer Blutung bestehen selbstverständlich die Zeichen einer

Anämie, deren Grad abhängig ist von der Menge des verlorenen Blutes. Die Blutplättchen sind nicht vermindert, öfters sogar sehr reichlich vorhanden. Die Blutungszeit ist ganz normal, d. h. nach einem Einstechen in den Finger blutet es nicht abnorm lang. Auch Venenpunktionen kann man an Blutern ohne jede Gefahr durchführen. Der Blutkuchen retrahiert sich meistens normal, nur in seltenen Fällen etwas verzögert und unvollständig. Stauung ruft gewöhnlich kein Erscheinen von Blutpunkten hervor. Nur ein einziges Symptom unterscheidet als pathognomonisches Zeichen die Hämophilie von allen anderen Blutungsübeln, d. i. die Verlängerung der Gerinnungszeit in vitro. Während beim gesunden Menschen und auch solchen, die an andersartigen Blutungsübeln, an Werlhofscher oder Schönleinscher Krankheit leiden, das Blut im Reagensglase in 5—15 Minuten geronnen ist, kann sich bei der Hämophilie die Gerinnung viele Stunden verzögern.

Gelegentlich kann es vorkommen, daß das komplette klinische und hämatologische Bild einer Hämophilie vorliegt, ohne daß ein Erbgang erweislich ist; man spricht dann von „sporadischer Hämophilie". Es muß ja schließlich einmal auch eine Bluterkrankheit erstmalig in einer Familie in Erscheinung treten.

Bei der Hämophilie liegt wahrscheinlich außer der Gerinnungsanomalie, der chemisch-physikalischen Blutalteration, auch eine universelle Kapillaranomalie vor; denn ohne eine besondere Permeabilität und Lädierbarkeit der Gefäße an den besonders bevorzugten Lokalisationen (Gelenke, Zahnfleisch, Uterus) sind die Spontanblutungen und die Ergüsse nicht zu verstehen. Es ist also sicherlich der ganze Blutstillungsapparat minderwertig.

Die Diagnose „Hämophilie" wird der praktische Arzt in erster Linie aus der Anamnese machen; in vielen Fällen wissen die Patienten selbst um das Leiden in ihrer Familie. Die führenden Symptome sind: ausschließliches Befallensein des männlichen Geschlechtes, Manifestation der ersten Krankheitszeichen in den frühen Lebenstagen, Neigung zu Spontanblutungen, speziell auch in die Gelenke, Schwerstillbarkeit der Blutungen und Gerinnungsverzögerung des Blutes in vitro.

Prophylaxe: Eine Verhütung ist nicht möglich, da es sich doch um eine Heredopathie, um einen angeborenen Zustand handelt. Wird der Arzt — was selten der Fall ist — in solchen Fällen um seinen Rat bezüglich einer Eheschließung gefragt, so muß er sich von folgenden Überlegungen leiten lassen: Ein Bluter erzeugt mit einer gesunden Frau gesunde, nichthämophile Söhne und gesunde Töchter. Diese Töchter, denen man ihre innere Veranlagung nicht anmerken kann, sind es, welche das Leiden der nächsten Generation übertragen. Aus der Ehe einer solchen „Konduktorin" mit einem gesunden Mann entstehen neben gesunden Söhnen und Töchtern auch hämophile Söhne.

Viel wichtiger sind die prophylaktischen Vorsorgen, die der Arzt zu treffen haben wird, wenn bei einem Säugling der hämophile Zustand erkannt ist. Die Eltern und die ganze Umgebung müssen genau informiert werden, daß das Kind sich dauernd in einer gefährlichen Situation befindet. Vom ersten Lebenstage an sollen hämophile Knaben nach Möglichkeit vor allen Traumen behütet werden; sie sind zur äußersten Achtsamkeit und Selbstbeherrschung zu erziehen; jede körperliche Strafe muß unbedingt unterlassen werden. In der Schule ist das Kind vom Turnen zu befreien und außerdem ist jeder Sport (Reiten, Fechten, Radfahren usw.) zu verbieten. Besondere Sorgfalt ist der Erhaltung und Pflege der Zähne zuzuwenden. Operative Eingriffe wird man nur bei dringendster Notwendigkeit vornehmen und, wenn es irgendwie die Zeit erlaubt, erst nach Vorbereitung des Patienten durch Bluttransfusionen.

Behandlung der Hämophilie. Sie wird später (Seite 57 ff.) geschildert. An dieser Stelle soll betont werden, daß es zwar nicht möglich ist, die konstitutionelle Blutalteration zu beseitigen, daß wir aber in der Bluttransfusion ein Mittel besitzen, das fast in jedem Falle den Verblutungstod verhüten kann. Bezüglich der Gelenkaffektionen ein dringender Rat: Es soll unbedingt verhindert werden, daß Gelenke in abnormer Stellung fixiert werden und ankylosieren, daß Atrophie der Muskeln aus Nichtgebrauch zu Entstellung, Krüppelhaftigkeit und ernster Beeinträchtigung der Arbeitsfähigkeit Anlaß wird. Die Behandlung muß daher bald nach der Blutung einsetzen, muß mit größter Vorsicht durchgeführt werden, um einen neuerlichen Erguß zu verhüten. Man wird Heißluft, Bäder, vorsichtige Massage, aktive und passive Bewegungen vornehmen. Wer die Technik einer Gelenkbehandlung nicht sehr gut beherrscht und die Verantwortung nicht tragen will, soll hämophile Gelenkbluter lieber so frühzeitig als möglich einer fachärztlichen orthopädischen Behandlung zuweisen.

2. Die Werlhofsche Krankheit.

Das Leiden ist den Ärzten mehr unter dem Namen Morbus maculosus bekannt, zu deutsch Blutfleckenkrankheit. Seitdem man erkannt hat, daß das wesentliche Zeichen der Affektion der Blutplättchenmangel ist, spricht man von Thrombopenie oder von thrombopenischer Purpura. Aus diagnostischen und prognostischen Gründen muß prinzipiell unterschieden werden zwischen symptomatischer und essentieller Thrombopenie. Zur symptomatischen gehören die mit Plättchenverminderung einhergehenden Purpuraformen bei Leukämien und anderen Blutkrankheiten. bei Vergiftungen und Infektionen (siehe Seite 47 ff.). Da die Prognose dieser Formen fast immer schlecht ist. nennt man sie maligne Thrombopenie, zum Unterschied von dem relativ gutartigen essentiellen Morbus Werlhof. der benignen Thrombopenie. Dieser ist prinzipiell etwas anderes. Hier liegt ein abnormer Zustand des Organismus, eine Diathese, eine Neigung zu Hautblutungen und schwer stillbaren Schleimhauteffusionen vor. Solange die Abnormität latent ist. sind die Träger des Leidens gar nicht krank. Es besteht keine Störung des Befindens, kein Fieber, keine sonstigen Beschwerden. Auch im Habitus verrät kein Stigma die latente Diathese. Ebenso wie man bei der latenten Spasmophilie aus dem Fazialisphänomen auf die erhöhte Erregbarkeit schließen kann, so zeigt bei der latenten hämorrhagischen Diathese der positive Ausfall des Stauungsversuches — das positive Rumpel-Leedesche Phänomen — und das Auftreten von Suffusionen auf Mikrotraumen, z. B. nach Beklopfen der Sehnen zur Reflexprüfung, das Bestehen der Blutungsbereitschaft an. Öfters erfährt man aus der Anamnese von Werlhof-Kranken. daß es Kinder waren, die man immer mit blauen Flecken bedeckt sah. bei denen ein Schneeballwurf oder eine Ohrfeige ausgedehnte Blutunterlaufungen zur Folge hatten.

Die hämorrhagische Diathese ist angeboren, aber ihr Manifestationstermin, d. i. der Zeitpunkt, wann zum erstenmal die Blutungen auftreten, ist sehr wechselnd. Ausnahmsweise schon bei ganz jungen Säuglingen. meistens aber erst bei älteren Kindern in der Nähe der Pubertätsperiode. Mädchen werden häufiger befallen als Knaben.

Wie und warum es zum ersten Blutungsanfall kommt. wissen wir nicht sicher. Gelegentlich wird ein Trauma angegeben. häufiger eine Angina oder eine andere Infektion. Manchmal hat es den Anschein, als wären die Zeiten der hormonalen Krisen — die ersten Menses — von Bedeutung. Gewöhnlich ist es so, daß sich eines Tages ohne Fieber und ohne nennenswerte Beschwerden (nur hie und da einmal wird über vorausgehende Kopf- und Gliederschmerzen geklagt) recht ausgedehnte Hautblutungen zeigen und daß es gleichzeitig aus Nase, Zahnfleisch und Uterus intensiv und hartnäckig zu bluten beginnt. Diese Art des Einsetzens ist prinzipiell verschieden von der bei der Purpura rheumatica, dem Morbus Schönlein, wo die Purpuraeruption immer von einem allgemeinen Kranksein begleitet ist.

Auch die Morphologie der Blutflecke zeigt wichtige Unterschiede. Die Purpura bei der Werlhofschen Krankheit ist polymorph. Man findet immer gleichzeitig neben kleinen petechialen Blutpunkten, einzeln oder in Haufen, die hellrot sind und in den obersten Hautschichten liegen, größere Ekchymosen, entweder striemenförmig angeordnet, oder flächenhafte Sugillationen an allen möglichen Stellen. Dic Regellosigkeit und die Massenhaftigkeit der Hautblutungen sind weitere markante Zeichen der Werlhof-Krankheit. Es gibt keine Spur von Symmetrie und keine bevorzugte Lokalisation. Die Blutungen treten evident dort gehäuft auf, wo äußere Faktoren einwirken, wo z. B. der Druck der Kleidung sie provoziert. Sie sind daher gerade an jenen Stellen zu sehen, die Traumen besonders exponiert sind, und dort, wo die Haut nur wenig mit Fett unterpolstert, über feste Knochen hinwegzieht: Schädel, Schienbeine, Brustbein, Darmbeinkamm. Die Purpuraflecke sind ferner immer auch polychrom; d. h. neben frischen roten Petechien findet man Flecke mit den bekannten Farbnuancen von gelb, grün, braun, violett, die man bei Umwandlung von ins Gewebe ergossenem Blutfarbstoff kennt. Es sieht manchmal wirklich so aus, wie die Haut eines oft mißhandelten Kindes.

Fast immer erscheinen gleichzeitig mit der Hautpurpura auch Schleimhautblutungen. Sie können gelegentlich zuerst auftreten und infolge ihrer Intensität im Vordergrund stehen, so daß daneben geringfügige Hautblutungen kaum Beachtung finden; diesen Typus nennt man pseudohämophile Form. Am häufigsten blutet es aus der Nase und aus dem Zahnfleisch. Die Art des Blutens, die Persistenz und Schwerstillbarkeit, das tagelang dauernde tropfenweise Heraussickern erinnert weitgehend an das Bluten der Hämophilie. Der Unterschied liegt darin, daß es aus dem ganzen Zahnfleisch, aus vielen Papillen heraus blutet und nicht nur aus einer Extraktionswunde.

Niemals besteht beim essentiellen Morbus Werlhof eine Entzündung oder Infiltration des Zahnfleisches, wie sie die Leukämie oder die Barlowsche Krankheit kennzeichnen. Es kann ferner mächtig bluten aus einem Zungenbiß, aus einer Verletzung der Wangen- oder Lippenschleimhaut. Selbstverständlich kann es auch im Innern des Körpers zu Blutergüssen kommen und dann wird immer die Prognose ernst. Es gibt kein Organ, wo man nicht ausnahmsweise einmal eine Werlhof-Blutung beobachtet hätte. Hämatemesis und Blutstühle als Folge von Intestinalblutungen sind nicht häufig; zum Unterschiede von der Purpura abdominalis verlaufen sie immer ohne Fieber und ohne Koliken. Es kann auch Blut im Harn erscheinen; aber dann ist es immer eine Hämaturie, nie eine hämorrhagische Nephritis wie bei der Purpura rheumatica. Enorme Blutverluste bei den periodischen Blutungen der Frauen können lange Zeit das einzige Zeichen der Werlhofschen Krankheit sein. Es bestehen anscheinend auch Zusammenhänge zwischen hämorrhagischer Diathese und den Keimdrüsen; es gibt Fälle von thrombopenischer Purpura, die immer zur Zeit der Menses erscheinen. Eine Geburt verläuft bei Werlhof-Kranken zumeist ohne gefährliches Bluten. Sehr ernste Zustände, sogar tödliche Komplikationen können durch Blutungen ins Gehirn, in den Augenhintergrund, in innere Ohr usw. zustande kommen. Glücklicherweise sind alle diese Ereignisse sehr selten. Fast niemals gibt es Gelenkblutungen, was differentialdiagnostisch gegen Hämophilie verwertet werden kann.

Noch einmal sei betont, daß das Bluten und dessen Folgen das Um und Auf der Werlhofschen Krankheit darstellen: kein Fieber, keine Schmerzen, keine Erscheinungen von Seiten der inneren Organe. Die Milz, die in der Pathogenese eine bedeutsame Rolle spielt, ist meistens gar nicht oder nur ganz minimal vergrößert.

Das Blut weist Veränderungen auf, die eindeutig charakteristisch für die Werlhofsche Krankheit sind und bei keinem anderen Blutungsübel vorkommen. Die Zahl der roten Blutkörperchen ist ebenso wie die Menge des Hämoglobins im Intervall zwischen Blutungen normal. Sie verringert sich selbstverständlich in dem Maße, als eine sekundäre Anämie infolge Blutverlustes eintritt, und kann nach lang dauerndem Bluten außerordentlich niedrig werden. Die Leukozyten sind nach Zahl und Zusammensetzung normal; im Reparationsstadium der Anämie kommt leichte Erhöhung vor.

Einzig und allein der Blutplättchenapparat ist geschädigt. Die Thrombozyten sind immer vermindert. Der Grad der Reduktion ist in jedem einzelnen Falle verschieden und ändert sich in den einzelnen Stadien der Krankheit. Auch im blutungsfreien Intervall ist die Menge der Blutplättchen weit unter der Norm. Je tiefer die Zahl der Thrombozyten sinkt, desto deutlicher manifestiert sich die Blutungsbereitschaft. Es gibt leichte Werlhof-Fälle, die nur eine Reduktion bis auf etwa 100.000 zeigen; hier äußert sich die Blutungsneigung nur in häufigem Bluten aus dem Zahnfleisch beim Zähneputzen und darin, daß sich beim Anschlagen abnorm große Blutbeulen bilden. Sinkt die Zahl unter den „kritischen Punkt“ von 30.000 per mm^3, dann kann man schwerste Hautblutungen aller Art und spontan einsetzende schwer stillbare Schleimhautblutungen bei enorm verlängerter Blutungszeit erwarten. Sinken in schwersten Fällen die Plättchen bis unter 1000, so droht Lebensgefahr durch Verblutung. Ohne Plättchenzählung durchzuführen, kann man aus der Durchsicht eines gefärbten Blutpräparates ungefähr die Zahl der Thrombozyten abschätzen; während normalerweise auf 1000 rote Blutkörperchen 60—70 Plättchen kommen, muß man bei schwerster Thrombopenie Zehntausende durchzählen, ehe man ein Plättchenexemplar zu Gesicht bekommt.

Die Thrombozyten, deren Aufgabe es ist, rasch zu zerfallen, erweisen sich bei der Werlhofschen Krankheit als abnorm resistent; sie scheinen dickhäutig, pachydermisch, zu sein. Auch die Zusammenklebbarkeit ist gestört. Charakteristisch für den Morbus Werlhof und diagnostisch wertvoll ist die verzögerte, unvollständige oder sogar fehlende Retraktion des Blutkuchens, die außerordentliche verlängerte Blutungszeit bei normaler Gerinnungszeit (siehe Tabelle Seite 21).

Immer besteht während der Blutungsperiode eine verminderte Resistenz der Kapillaren. Das Rumpel-Leedesche Phänomen ist positiv. Auf Stauung treten ausgebreitete Hautblutungen auf, auf Kneifen und Beklopfen erscheinen Suffusionen.

Der Verlauf eines Morbus Werlhof ist ganz unberechenbar. Das, was als Krankheit imponiert, die Blutungen, sind ja nur die Steigerungen der dauernd bestehenden Blutungsbereitschaft zur klinischen Wahrnehmbarkeit. Bei den meisten Fällen der Werlhof-Krankheit ist der Verlauf chronisch, die Plättchenmenge ist dauernd, aber nicht hochgradig unter der Norm, die Blutungsneigung ist latent vorhanden, ohne Beschwerden zu machen. Spontanblutungen und Purpura werden immer dann in Erscheinung treten, wenn aus irgendwelchen äußeren Gründen die Zahl der Thrombozyten rasch absinkt. Ob solche Blutungsattacken oft oder selten eintreten, hängt zum Teile von äußeren Umständen ab. Es gibt Fälle, wo es alle paar Wochen zu Blutungszuständen kommt, und solche, wo die Pause Wochen und Monate, selbst viele Jahre ausmacht. Mit zunehmendem Alter verlieren die Blutungen meistens an Intensität und Dauer und die Zwischenpausen werden immer länger. Man kann mit einem chronischen Werlhof ein hohes Alter erreichen.

Die Hämatologen beschreiben ferner eine rezidivierende Form des Morbus Werlhof. Sie verläuft gleich der chronischen abwechselnd mit Blutungszuständen und freien Intervallen und unterscheidet sich von ihr nur dadurch, daß in gesunden Tagen die Plättchenzahl normal ist. Das festzustellen, wird der Arzt in der Praxis nicht oft Gelegenheit haben.

Es kommt ganz selten einmal vor, daß sich die Werlhof-Diathese mit einer einzigen Blutungsperiode von kurzer Dauer erschöpft. Dann spricht man von akutem Morbus Werlhof. Ob es einen solchen gibt, ist zweifelhaft. In vielen Fällen ist ein solcher Blutungsanfall die erste stürmische Manifestation der Blutungsdiathese, die von einem langen Intervall gefolgt ist. Sehr oft wird eine genaue Beobachtung erweisen, daß überhaupt keine echte konstitutionelle Blutungskrankheit vorliegt, sondern eine Infektion oder Intoxikation, die auf die Plättchenbildung lähmend einwirkt und daher unter der Maske eines Morbus maculosus verläuft; das sind passagere symptomatische Blutungsübel von Werlhof-Charakter.

3. Die Schönlein-Henochsche Krankheit.

Während bei der Hämophilie und beim Morbus Werlhof das Wesen des Prozesses in einer konstitutionellen Zustandsänderung des Organismus gelegen ist, in einem Fehler in der morphologischen oder chemischen Zusammensetzung des Blutes, stellt der Morbus Schönlein-Henoch eine erworbene Krankheit mit einem bestimmten Beginn und Ablauf dar. Er ist eigentlich gar keine richtige hämorrhagische Diathese. Die Purpura und die Hämorrhöe sind hier nicht das Wesentliche der Affektion, wie bei der Hämophilie und beim Morbus Werlhof; sie sind klinisch interessante und diagnostisch wichtige Zeichen. Fieber, Gelenkschmerzen, Koliken usw. sind die eigentliche Krankheit. Das Blut ist bei der Schönleinschen Krankheit in seiner chemischen und morphologischen Zusammensetzung absolut nicht verändert; bei der Entstehung der Purpuraflecke spielen Plättchenmangel oder Gerinnungsfehler keine Rolle. Die Blutflecke entstehen infolge einer abnormen Durchlässigkeit, einer „Endothelschwäche“ der Kapillaren. Sie sind zum Unterschiede von Morbus Werlhof in Auftreten und Anordnung durchaus unabhängig von Traumen und von Stauungen; sie machen eher den Eindruck eines Exanthems, dessen Besonderheit darin gelegen ist, daß es blutig wird.

Die Schönlein-Henochsche Purpura ist also zu definieren als eine Allgemeinerkrankung, bei der, meist begleitet von Fieber und anderen Krankheitszeichen, Hautblutungen auftreten. Jene Form, bei der die Störungen des Befindens geringfügig sind und bei der nur Blutflecke auf der Haut erscheinen, heißt Purpura simplex. Sehr häufig ist die Purpuraeruption von rheumatoiden Gelenkschwellungen und Schmerzen begleitet; sind diese so stark, daß sie im Krankheitsbilde dominieren, so spricht man von Purpura rheumatica oder Peliosis rheumatica. Dann gibt es eine Verlaufsform, wo intensive Koliken und Darmbeschwerden das Bild beherrschen; diese wird Purpura abdominalis oder nach dem Autor, der sie zuerst genau beschrieben hat, Purpura Henoch genannt. Alle diese Formen sind nur verschiedene Varianten eines Krankheitsprozesses. Die bunte Fülle der Symptome, die Gelenkschmerzen, die polymorphen Exantheme, die Eigenart des Auftretens und Verschwindens, erinnern an die Serumkrankheit: man spricht deshalb auch vielfach von anaphylaktoider Purpura. Von sonstigen Bezeichnungen sei noch angeführt die athrombopenische Purpura; damit soll der Unterschied vom Morbus Werlhof besonders hervorgehoben werden, daß nämlich hier kein Plättchenmangel, keine Thrombopenie besteht. Sicherlich ist das Wesentliche bei dieser Purpuraform eine funktionelle Lähmung der Kapillaren, ein abnormes Durchlässigwerden der Kapillaren, was durch die Bezeichnung hämorrhagische Kapillartoxikose gekennzeichnet erscheint. Da also in funktionellen Gefäßschädigungen die Ursache der Hautblutungen zu suchen ist, so kann man die Krankheit zweckmäßig vasogene Purpura nennen.

Die Purpura Schönlein-Henoch sieht man am häufigsten bei Kindern im Schulalter und auch noch bei jugendlichen Erwachsenen; sie ist häufiger bei Mädchen als bei Knaben. Irgendwelche erbliche Belastung gibt es nicht.

Sehr oft geht dem Erscheinen der Hautblutungen ein grippöser Infekt, eine Angina oder eine Ernährungsstörung voraus. Ob diesen Zuständen eine ursächliche Bedeutung zukommt oder ob sie nur auslösende Momente sind, ist noch strittig. Es ist durch vielfache Beobachtung festgestellt, daß Rezidive der Purpura durch Infekte hervorgerufen werden. Sehr interessant ist jene Form, bei der die Blutflecke nach Zufuhr bestimmter Nahrungsmittel auftreten, wo also eine Art von Idiosynkrasie gegen bestimmte Speisen vorliegt: man hat Purpuraausbrüche nach dem Genuß von Alkohol, Pferdefleisch, Krebsen usw. gesehen. In solchen Fällen ist das blutige Hautexanthem vollständig gleichwertig einer Urticaria ex ingestis, wie diese bedingt durch eine nutritive Allergie. In anderen Fällen scheinen endokrine Einflüsse eine Rolle zu spielen: es gibt Mädchen, bei denen das Einsetzen der Menses jedesmal von Blutflecken an den Beinen begleitet ist. Daß auch das Nervensystem und die Psyche von Bedeutung sind, beweisen jene Fälle, wo ein Blutfleckeexanthem nach großem Schreck, nach Aufregungen, in bedrohlichen Situationen usw. erscheint.

Die Purpurakrankheit beginnt meistens wie eine akute Infektion mit Fieber, Schmerzen in Gelenken und Muskeln. Die Blutflecke flammen entweder gleich im Beginne auf oder erscheinen erst nach einigen Tagen. Ihre Lieblingslokalisation sind die Beine, wo sie die Streckseiten bevorzugen. Die unteren Extremitäten sind immer zuerst befallen, und oft bleibt die Purpura auf sie beschränkt; spärliche Blutspritzer erscheinen gar nicht selten auch an den oberen Extremitäten, speziell in der Ellbogengegend und am Stamme. Das Gesicht bleibt fast stets frei. Sehr charakteristisch ist die ausgesprochene Symmetrie des Purpuraexanthems: derartiges kommt beim Morbus Werlhof niemals vor. Die Blutungen sind stecknadelkopf- bis linsengroß, selten nennenswert größer, stehen wohl öfters in dichtgedrängten Gruppen, konfluieren aber nie zu großen Blutunterlaufungen. Ihre Farbe ist im Beginn der Eruption hellrot, blaßt dann ab und hinterläßt zuweilen eine bräunliche Pigmentierung. Die Hämorrhagien liegen fast ausschließlich in den obersten Schichten der Haut: Blutungen im Unterhautzellgewebe, im Muskel, Periost kommen nur ausnahmsweise vor. Bei der vasogenen Purpura sieht man niemals die dunkelbläulichen oder gelbgrün verfärbten Striemen und Blutflecken, die für die Werlhofsche Krankheit so charakteristisch sind. Sehr oft kann man beobachten, daß zunächst einzelne oder gruppierte papulöse, leicht über das Hautniveau erhabene rote Effloreszenzen aufschießen, die stark jucken und die erst nach

Rückgang der Exsudation blutig durchtränkt werden. Es kommt gelegentlich vor, daß Blutflecke, Urtikariaquaddeln und Erytheme aller Art gleichzeitig vorhanden sind; man spricht dann von Purpura urticans erythematosa.

Ziemlich häufig zeigen sich während der Purpuraeruption Ödeme am Handrücken, an den Füßen, Augenlidern usw. Sie sind durch ihre Flüchtigkeit gekennzeichnet.

Irgendeine Beteiligung der Gelenke ist beinahe bei jeder Purpuraerkrankung erweislich. Manchmal sind es nur vage Schmerzen, oft aber deutliche Ergüsse. Zum Unterschied vom Gelenkrheumatismus treten sie immer symmetrisch auf; in beiden Sprung- oder Hand- oder Kniegelenken. Die Umgebung der Gelenke ist meistens geschwollen; aber genaues Zusehen zeigt, daß hier ein blasses Ödem vorliegt und keine entzündliche Rötung. In den meisten Fällen zeigt sich die Beteiligung der Gelenke gleichzeitig mit der Purpuraeruption oder folgt ihr nach; ausnahmsweise sind die Gelenke früher ergriffen. Die Gelenkerkrankung heilt immer restlos aus, läßt niemals Folgen zurück. Eine Verwechslung mit einer hämophilen Arthropathie kann in keinem Stadium in Frage kommen. Selten einmal ist die Purpuraeruption von polyneuritischen Schmerzen begleitet.

Die Purpura Schönlein ergreift nur das Hautorgan; die sichtbaren Schleimhäute sind gar nicht oder nur minimal beteiligt; man findet wohl hie und da Punktblutungen am Gaumen, Zahnfleisch, Wangenschleimhaut, aber es kommt niemals zu intensiveren, schon gar nicht zu lebensgefährlichen Blutungen, wie beim Morbus Werlhof oder bei der Hämophilie.

Dagegen sind Blutungen in die Schleimhaut des Darmes, in die Serosa und in das Darmlumen gar nicht selten. Es gibt kaum einen Fall von Schönleinscher Krankheit, bei dem nicht zu irgendeiner Zeit über Leibschmerzen geklagt wurde. Die abdominalen Blutungen mit den durch sie bedingten schweren Koliken, mit den Blutstühlen und der Invagination haben eine weitgehende Änderung des Krankheitsbildes zur Folge, die Diagnostik wird so schwierig und verantwortungsvoll, daß diese Purpuravariante es verdient, in einem eigenen Kapitel besprochen zu werden (siehe Seite 38).

Eine zweite schwere Komplikation der Schönleinschen Krankheit ist die hämorrhagische Nephritis. Die Nierenkomplikation bedeutet ein ernstes gefährliches Kranksein. Es ist, worauf besonders hingewiesen werden soll, nicht ein Bluten aus der Niere und den Harnwegen, nicht eine Hämaturie wie beim Morbus Werlhof, sondern eine echte hämorrhagische Entzündung. Sie tritt gewöhnlich erst in den späteren Tagen der Krankheit auf, geht zuweilen mit hochgradiger Verminderung der Harnmenge und reichlicher Eiweißausscheidung einher, mit sehr viel Blut, Leukozyten und Zylindern im Sediment. Sie verläuft wohl in den meisten Fällen gutartig und heilt restlos ab; es können aber auch eklamptische Anfälle und urämische Zustände einen bedrohlichen Zustand hervorrufen.

Das Verhalten der Temperatur ist nicht konstant; die Purpura simplex kann ganz afebril verlaufen. Bei den Formen mit Gelenkschmerzen, Koliken, Nierenaffektionen besteht fast immer Fieber in wechselnder Höhe und Dauer.

Es ist für die Purpura Schönlein charakteristisch, daß das Blut morphologisch normal ist. Die Blutungszeit und die Gerinnungszeit sind nicht verlängert, der Blutkuchen zieht sich ausgiebig und rechtzeitig zusammen, die Plättchenzahl ist ganz normal. Die Leukozyten sind zuweilen im Beginn etwas vermehrt: speziell die Zahl der Eosinophilen ist öfters etwas erhöht. Vorübergehend kann die Zahl der roten Blutkörperchen verringert sein; eine nennenswerte Anämie entsteht auch nicht nach längerer Krankheitsdauer. Auf Stichverletzungen und Traumen bilden sich keine Blutunterlaufungen, nur durch den Stauungsversuch sind gelegentlich Hautblutungen provozierbar. Die hohe Permeabilität und Reizbarkeit der Kapillaren gibt sich dadurch zu erkennen, daß Injektionen von Eiweißkörpern oder eine Tuberkulinprobe von einer übermäßigen Lokalreaktion, von großen schmerzhaften Schwellungen und Rötung gefolgt sind und daß dadurch auch öfters eine frische Eruption von Blutflecken hervorgerufen werden kann.

Wenn in immer neuen Schüben Blutflecke auftreten, kann eine Purpurakrankheit sich auch durch längere Zeit hinziehen. Nach dem Abblassen der Blutungen ist der Prozeß oft noch nicht beendet. Es ist eine alte Erfahrung, daß Purpurakranke nach dem ersten Aufstehen neue Nachschübe, meistens an den Beinen bekommen. Man spricht dann von orthostatischer Purpura. Diese Neigung, auf aufrechte Körperhaltung mit Hautblutungen zu reagieren, kann längere Zeit anhalten, verliert sich aber später vollständig. Gewöhnlich ist nach einigen Schüben der Purpura die Krankheit erschöpft; zuweilen aber kommen Rezidiven, auch noch nach Monaten, sogar nach Jahren vor. In ganz seltenen Fällen bedingen diese fortwährenden Nachschübe wenn auch nicht ein wirkliches Kranksein, so doch eine Störung des Befindens, und immer mit blutig gesprenkelten Beinen herumzugehen, bedeutet für Mädchen zweifellos ein kosmetisches Übel.

4. Die Purpura abdominalis.

Die Purpura abdominalis ist eine klinische Variante der Purpura rheumatica, deren Kenntnis für den praktischen Arzt auf dem Lande von größter Wichtigkeit ist; denn er ist es, der bei dieser Affektion vor die schwierigsten diagnostischen Probleme gestellt wird. Er hat es nicht so leicht, wie sein Kollege in der Großstadt, der seinen Patienten ins Spital zu dauernder Beobachtung senden kann, wo man auch in unklaren und bedrohlich erscheinenden Situationen zuwarten kann. Der Praktiker hingegen ist oft genötigt, rasch zu einer Diagnose zu kommen, und muß schwerwiegende Entschlüsse in kurzer Zeit fassen.

Abdominale Symptome im Verlauf der Purpura rheumatica sind sehr häufig; namentlich bei Kindern begleiten Bauchschmerzen in den meisten Fällen das Aufschießen der Blutungen. Von einfachem Unbehagen im Bauche bis zu schwersten Kolikanfällen gibt es alle möglichen Zwischenstufen. Jene Verlaufsarten, wo Erscheinungen von Seiten des Bauches durchaus im Vordergrund stehen, nennt man seit Henochs erstmaliger Beschreibung Purpura abdominalis. Im klinischen Bild dominieren die Darmkoliken: Anfallsweise setzen krampfartige Schmerzen im Bauche ein, die entweder diffus sind oder in die Nabelgegend lokalisiert werden. Sie können so intensiv sein, daß die Kinder blaß, mit halonierten Augen, schmerzverzerrten Mienen, mit angezogenen Beinen, wimmernd und stöhnend im Bett liegen; dazu ein eingezogener Bauch, kleiner, beschleunigter Puls, zumeist auch Stuhlverhaltung. Zahl, Intensität und Dauer der Kolikanfälle sind in jedem Falle anders: häufig oder selten, von kürzerer oder längerer Dauer. Sie können nach einigen Tagen vollständig verschwinden, können aber auch bei jedem Purpurarezidiv wieder auftreten.

Die Abdominalkoliken setzen entweder zugleich mit der Eruption der Blutflecke an der Haut ein oder folgen der Purpura ein paar Tage später nach; in solchen Fällen hat man durchaus den Eindruck, daß die Bauchschmerzen eine Komplikation der Purpurakrankheit darstellen.

Schwieriger wird die Situation, wenn schwere Darmkoliken, von Temperaturerhöhungen und allgemeinen Störungen des Befindens begleitet, vor der Purpura auftreten; dann liegt durch einige Tage nichts anderes vor, als das besorgniserregende Bild eines unklaren abdominalen Zustandes, bis dann das Erscheinen der Blutflecke die Situation klärt.

Noch größer werden die diagnostischen Schwierigkeiten, wenn bei intensiven Kolikanfällen durchfällige Stühle auftreten, denen Blut beigemengt ist, oder wenn ausgesprochen blutige Entleerungen erfolgen. Die Kombination von Kolikschmerzen, Blutstühlen und Facies abdominalis lenkt den Gedankengang jedes Arztes selbstverständlich zur Annahme einer Invagination. In solchen Fällen von Purpura abdominalis eine Entscheidung zu treffen, ist außerordentlich schwierig und verantwortungsvoll; ganz das gleiche Symptomenbild kann ebenso durch eine Darmeinstülpung hervorgerufen sein, wie durch spastische Zustände infolge von blutigen Ergüssen in die Darmwand. Gelegentlich von Laparatomien, zu denen solche abdominale Zustände genötigt haben, hat man die Veränderungen im Bauchraum genau kennengelernt. In manchen Fällen fand sich nichts anderes, als mehr oder weniger zahlreiche Blutflecke am Bauchfell, manchmal nur am Peritoneum parietale, manchmal auch Blutsuffusionen an der Serosa des Gekröses und der Därme; diese Fälle kann man Purpura peritonei nennen.

Schwerere Darmsymptome entstehen, wenn subseröse und submuköse Blutungen der Darmwand ein größeres Ausmaß erreichen; diese formen ein starres hämorrhagisches Infiltrat, das ähnlich wie ein Darmpolyp oder ein Fremdkörper Anlaß gibt zu einer mächtig gesteigerten Peristaltik, die von heftigsten Kolikschmerzen begleitet ist. Die Darmperistaltik kann so intensiv werden, daß das blutig imbibierte Darmstück in den distal gelegenen Darm eingestülpt wird. Solche Invaginationen kommen wahrscheinlich während der viszeralen Krisen öfters vor, lösen sich aber glücklicherweise meistens von selbst. In jedem Momente besteht aber die Gefahr, daß sich einmal eine solche Einstülpung einklemmt, sich nicht mehr lösen kann und nun eine schwere, lebensbedrohende Bauchfellentzündung zur Folge hat.

Man soll stets daran denken, daß das klinische Bild durchaus nicht immer mit der Schwere der Veränderungen im Bauche übereinstimmt. Es kann manchmal bei relativ gar nicht so schwer gestörtem Allgemeinbefinden schon eine irreparable Intussuszeption vorliegen, und dann kennt man Fälle, wo die Kinder mit ausgesprochener Facies abdominalis daliegen, mit heftigen Krämpfen, schlechtem Puls und häufigen Blutstühlen, wo dann doch noch spontan Heilung eintritt. Wie soll sich also der praktische Arzt in Fällen von Purpura abdominalis verhalten? Nach allen Erfahrungen ist es besser, sich zu einer Operation zu entschließen, wenn das bekannte klinische Bild eines „akuten Abdomens", und erst recht, wenn der begründete Verdacht einer Darmeinstülpung vorliegt. Es ist viel sicherer und weniger verantwortungsvoll, einmal eine simple Purpura abdominalis grundlos zu laparatomieren, als eine tatsächliche Invagination zu übersehen und gar nicht oder zu spät zu operieren.

5. Die Purpura fulminans.

Anhangsweise soll ein Blutungsübel kurz besprochen werden, das in kein Schema passen will. Es ist eine Purpuraform, die vor allem durch den dramatischen Ablauf gekennzeichnet ist: vom Einsetzen der ersten Symptome bis zum unabwendbaren Tode vergehen meistens nur wenige Stunden. Diese foudroyant verlaufende Purpura ist glücklicherweise sehr selten. Diagnostisch bietet sie kein Problem, sie ist nicht zu verkennen; therapeutisch steht man dem Leiden machtlos gegenüber. Von dieser exzessivsten Form der hämorrhagischen Diathese wurden immer nur Kinder und Jugendliche befallen.

In den meisten der genauer beobachteten Fälle erschien diese Purpuraform während der Rekonvaleszenz von Infektionskrankheiten: nach Varizellen, Diphtherie und Scharlach. Beim Scharlach in der 2.—3. Woche, zur kritischen Zeit, wo sich das „zweite Kranksein" des Scharlachs (Lymphdrüsenschwellungen, Nierenentzündungen usw.) manifestiert. Die hochgradig herabgesetzte Widerstandskraft des Organismus gegen Infektionen und Intoxikationen in dieser Epoche könnte es erklären, daß bei einer besonders virulenten Infektion die Purpura einen fulminanten, deletären Verlauf nimmt.

Die ersten Zeichen lassen gewöhnlich noch nicht den weiteren bösartigen Verlauf ahnen. Es erscheinen zuerst größere oder kleinere Blutflecke, manchmal symmetrisch an der Haut der Schenkel und des Rückens. Im Beginne besteht kein Fieber und das Allgemeinbefinden ist wenig gestört. Trotzdem ist das Schicksal dieser Kinder besiegelt. In wenigen Stunden ändert sich das Bild: unter den Augen des Arztes breiten sich die Hautblutungen rasch aus, vergrößern sich nach allen Richtungen, so daß sich schließlich ein erschreckendes Bild darbietet, da große Teile der Körperoberfläche dunkelrot oder schwärzlich verfärbt erscheinen. Trotz der derben Blutinfiltration kommt es nicht zu nekrotischen Prozessen oder Gangrän. Die Blutungen bleiben zumeist auf die Haut beschränkt, Hämorrhagien aus Nase, Mund, Niere sind äußerst selten. Mit dem rapiden Fortschreiten der Hautblutungen verschlechtert sich schnell das Befinden der Kinder. Sie werden immer mehr benommen, blaß und hinfällig. Der Blutdruck sinkt rapid, bis schließlich der Tod im Kollaps erfolgt.

Zu Blutuntersuchungen mangelt es in der Praxis an Zeit und Gelegenheit; sie haben übrigens bisher über das Wesen des Prozesses keinerlei Aufklarung bringen können. Das klinische Bild imponiert als schwerste Intoxikation; vielleicht erzeugen Bakterientoxine oder giftige Stoffwechselprodukte bei sensibilisierten Individuen zugleich mit einer Hemmung der Plättchenbildung eine allgemeine Lähmung der Hautkapillaren, so daß diese nun höchstgradig durchlässig werden und die Patienten sich gleichsam in die eigene Haut hinein verbluten; dabei dürften Hämorrhagien in das Nebennierengewebe — eine Nebennierenapoplexie —, die eine hochgradige Blutdrucksenkung zur Folge haben, von wesentlicher Bedeutung sein.

Therapeutisch können Bluttransfusionen versucht werden, wobei man gleichzeitig, um den Kapillartonus zu heben, mehrmals 1 ccm Adrenalin (1 : 1000) injizieren wird. Selbstverständlich wird man auch durch Koffein, Coramin und andere Mittel den Gefäßtonus zu erhalten suchen.

6. Die hämorrhagischen Erkrankungen der Neugeborenen.

Die Blutungsübel in den ersten Lebenstagen verdienen eine gesonderte Besprechung; zunächst wegen der Eigenart der sich darbietenden klinischen Bilder und dann vor allem deshalb, weil der nach Blutverlusten in dieser Lebensperiode schnell einsetzende gefährliche Allgemeinzustand rasches Entschließen und Handeln des Arztes erfordert. Nach allen Erfahrungen besteht in den ersten Lebenstagen eine erhöhte Blutungsbereitschaft, die natürlich nicht bei jedem Neugeborenen manifest wird. Sie zeigt sich häufiger bei ersten Kindern und bei Neugeborenen, die eine schwierige Geburt oder eine Asphyxie durchgemacht haben. Ebenso weisen untergewichtige Frühgeburten öfters Blutungsneigung auf als normalgewichtige Kinder. Die hämorrhagische Diathese der Neugeborenen ist gekennzeichnet durch eine besondere Zerreißlichkeit der Kapillaren. Bei den meisten Säuglingen kann man dies demonstrieren: das Anlegen der Stauungsbinde, Saugen mit der Saugglocke, leichtes Kneifen usw. provoziert das Aufschießen von Blutpunkten in der Haut. Es besteht außerdem noch in den ersten Lebenstagen eine etwas verzögerte Gerinnbarkeit des Blutes. Es liegt hier dasselbe vor wie bei den anderen Organen; ebenso, wie das Nervensystem, die Verdauungsorgane usw., ist auch das *Blutstillungssystem* in den ersten Lebenstagen noch *unfertig und funktionsschwach*.

Die Besonderheiten der hämorrhagischen Zustände bei Neugeborenen gaben Anlaß, von einer *Pseudohaemophilia neonatorum* zu sprechen. Mit Unrecht; die *Blutungsneigung der Neugeborenen ist* — im Gegensatz zur echten Hämophilie — *nicht an den Träger* gebunden, *sondern an die Lebensperiode*. Jenseits der Neugeborenenzeit hört die Blutungsdisposition wieder auf.

Als auslösende Ursachen der Blutungen kommen in Betracht: 1. Mechanische Schäden, 2. infektiöse und toxische Faktoren, 3. die beim Übergang vom intrauterinen Dasein ins extrauterine Leben vor sich gehenden Prozesse, wie Blutzerfall beim Ikterus neonatorum, Übergang von Schwangerschaftstoxinen von der Mutter auf das Kind.

1. Zu den *traumatischen* Formen sind zu rechnen die während der Geburt durch Druck und direkte Gefäßzerreißung entstehenden Blutungen in die Haut und in die Subkutis, die multiplen punktförmigen Hirnblutungen, das Kephalhämatom, das Hämatom im Musculus sternocleido-mastoideus usw.

2. In den ersten Lebenstagen spielen zwei *Infektionen* eine ursächliche Rolle für Hämorrhagien, die angeborene *Lues* und die *Sepsis*. Bei schwerer kongenitaler Syphilis können Blutungen aus dem Nabel oder aus der Nase ganz beträchtlich sein. Die Säuglingssepsis ist eine Seltenheit geworden; die ganz schweren Formen mit ausgebreiteten, hämorrhagischen Exanthemen, mit Blutungen aus Nase, Mund usw., die früher der Schrecken der Entbindungsanstalten waren, kommen kaum mehr vor. Auch hier stehen die Symptome der Sepsis: Fieber, Nephritis, Diarrhöen, Gelenkschmerzen usw. im Vordergrund und die Blutungen erscheinen als Komplikation, die eine Variante der Grundkrankheit, eine hämorrhagische Sepsis erzeugen.

3. Als interessante klinische *Schwangerschaftsreaktion* ist die *Vaginalblutung der neugeborenen Mädchen* zu deuten. Es ist immer nur ein geringfügiges Bluten, ohne Störung des Allgemeinbefindens, eine vorübergehende Erscheinung, die die gleiche Ursache und Bedeutung hat, wie die

Brustdrüsenschwellung der Neugeborenen mit der Hexenmilch.

Es ist für die Blutungen der ersten Lebenswoche charakteristisch, daß sie aus ganz anderen Stellen erfolgen als beim Erwachsenen: bevorzugt sind der Nabel und der Verdauungskanal.

Nabelblutungen erfolgen entweder aus den Gefäßen oder aus dem Parenchym. Gefäßblutungen können vor Abfall der Nabelschnur schon in den ersten Stunden nach der Geburt vorkommen und recht profus werden; das ist der Fall, wenn die Unterbindungsschlinge abgleitet. Merkwürdigerweise kommt dies bei kräftigen Neugeborenen seltener vor, als bei schwachen Frühgeburten. Nach Abfall des Nabelstranges kann es ausnahmsweise auch einmal aus den Nabelgefäßen bluten, wenn infolge Druckerhöhung — zu warmes Bad, angeborener Herzfehler — ein bereits gebildeter Thrombus ausgestoßen wird. Solche Blutungen werden nie gefährlich; sie werden bei sorgfältiger Überwachung immer rechtzeitig entdeckt und sind durch Kompression und Kauteristion leicht zu beherrschen.

Häufiger als Gefäßhämorrhagien sind parenchymatöse Blutungen, die nach Abfall des Nabelstranges auftreten. Zumeist hält sich das Bluten in mäßigen Grenzen; schwere Formen, wo aus dem Nabelgrund unaufhörlich ein Tropfen nach dem anderen heraussickert, wo alle Blutstillungsversuche erfolglos bleiben, die Kinder schließlich schwer anämisch werden und kollabieren, sind sehr selten. Die erste Aufgabe des Arztes ist es in solchen Fällen, die ursächliche Krankheit zu finden. Syphilis und lokale Nabelinfektionen, eine Omphalitis oder eine allgemeine Sepsis sind die häufigsten Ursachen. Manchmal ist die blutende Stelle zu sehen; zieht man die ödematösen Nabelfalten auseinander, so entdeckt man in der Tiefe des Nabelgrundes ein mit schmierigen Belägen bedecktes Geschwür, aus dem das Blut heraussickert. Selbstverständlich kann auch einmal eine echte Hämophilie an einer Nabelblutung schuld sein. Jene Formen, wo man keine Ursache des Blutens nachweisen kann, heißen idiopathische Nabelblutungen.

Die interessanteste Blutungsaffektion der Neugeborenen ist die **Melaena,** die „schwarze Krankheit". Unter diesem Namen werden ätiologisch divergente Zustände zusammengefaßt, von denen jeder durch Bluterbrechen und Blutstühle gekennzeichnet ist. Das Blut, das aus dem Magen-Darmkanal des Säuglings quillt, muß nicht immer vor dorther stammen. Es kann z. B. verschlucktes Blut sein, das von der Mutter her stammt und in die Verdauungswege des Kindes gelangt ist.

Solches kann geschehen, wenn das Kind an Brustwarzen mit blutenden Einrissen saugt. Es kann schon während des Geburtsaktes Blut aus einem Dammriß oder aus einer geplatzten Scheidenvarix verschluckt worden sein. Das Blut kann aber auch aus der Nase (Lues!) längs der hinteren Rachenwand in den Magen geflossen sein, es kann aus Rachenverletzungen stammen, die bei der instrumentellen Schleimaspiration entstanden waren. Diese Formen heißen unechte Melaena oder Melaena spuria. Hier wird nur soviel Blut entleert als verschluckt worden war; die Blutungen sind daher niemals beträchtlich und gefährlich.

Zweitens kennt man eine Melaena symptomatica, wo Bluterbrechen und Blutstühle Teilerscheinungen einer allgemeinen hämorrhagischen Sepsis sind.

Dann gibt es noch eine dritte Gruppe von Intestinalblutungen in der ersten Lebenswoche, für deren Entstehen äußere Ursachen und Krankheiten nicht in Frage kommen. Diese nennt man Melaena vera; hier ist die intestinale Blutung nicht eine Begleiterscheinung, sondern das einzige Symptom. Das erschreckende Auftreten von blutigen Stühlen erfolgt, was diagnostisch wichtig ist, unerwartet, aus voller Gesundheit, meistens am 2., seltener schon am 1. Lebenstage, fast niemals später als am 5. Tage. Gewöhnlich ist es so, daß nach der Entleerung des Mekoniums der Melaenastuhl erscheint. Dieser sieht folgendermaßen aus: dunkelbraune oder schwärzliche, charakteristisch nach zersetztem Blut riechende Massen, die sich beim Lagern auf den Windeln mit einem immer größer werdenden blutroten Hof umgeben. Solche Blutstühle werden je nach der Schwere des Falles selten oder oft entleert. Bei der gutartigen Form, das ist die Mehrzahl, dauert das Bluten 3—4 Tage und hört ganz plötzlich wieder auf. Auf einmal sind wieder normale Milchstühle da und in wenigen Tagen tritt völlige Erholung ein. Anders bei der schweren Form, der hämophilen Melaena. Hier sind es nicht einzelne mit Blut vermengte Stühle, sondern es sickert dauernd dünnflüssiges, dunkles Blut aus dem After heraus.

Alsbald tritt das zweite Hauptsymptom in Erscheinung, das Bluterbrechen. Nur ausnahmsweise ist es früher da als die blutigen Entleerungen; in günstig verlaufenden Fällen verschwindet es bald. Manchmal sind es nur geringe Mengen einer bräunlichen Beimischung zur erbrochenen Nahrung, in anderen Fällen ausgiebige kaffeesatzartige Massen; bei allerschwerstem Verlauf besteht das Erbrochene aus flüssigem oder geronnenem, mit Schleim vermengtem Blut. Profuse Blutungen aus dem Verdauungstrakt können in wenigen Stunden zu bedrohlicher Anämie führen. Die Haut wird wachsbleich, papierfarbig; die Temperatur, die im Beginne öfters erhöht war, sinkt auf subnormale Werte; die Kinder werden benommen, verweigern die Nahrung und gehen im Kollaps zugrunde.

Bei der Stellung der Prognose ist zu berücksichtigen, daß erfahrungsgemäß Blutstühle ohne Blutbrechen die besten Heilungsaussichten geben, während bei frühzeitig einsetzendem Bluterbrechen ohne Blutstühle die meisten Säuglinge sterben. Hat ein Kind seine Melaena überstanden, so erholt es sich rasch und vollständig und zeigt im ganzen weiteren Leben keine Blutungsneigung mehr. Die Melaena ist also eine hämorrhagische Diathese, deren Besonderheit darin liegt, daß sie nur passager in den ersten Lebenstagen vorhanden ist. Als Ursache können Schwangerschaftstoxine oder Stoffwechselzerfallprodukte angenommen werden, die sich in den kritischen ersten Lebenstagen, bei der Akklimatisation an das Leben außerhalb des Uterus bilden und auf das Kapillarsystem des Magen-Darmkanals lähmend wirken, so daß dieses nun Blut austreten läßt.

Behandlung: Die hämorrhagischen Zustände der Neugeborenen sind heutzutage nicht mehr zu fürchten: bei entsprechender Therapie ist jeder Säugling am Leben zu erhalten. Das souveräne Mittel ist Blutersatz: Blutinjektionen und Bluttransfusion. Rechtzeitig vorgenommen und, wenn nötig, mehrmals wiederholt werden sie fast immer zum Erfolg führen: nur die seltenen allerschwersten hämophilen Typen sind nicht zu retten. Sofort beim ersten Blutstuhl soll frisches Menschenblut, etwa 10—20 ccm, mit steriler Spritze einer Vene der Mutter oder des Vaters entnommen, dem Säugling subkutan oder intramuskulär eingespritzt werden; bei flinkem Arbeiten mit warmer Spritze gelingt dies leicht. Wenn Gefahr droht, die Blässe zunimmt, der Säugling somnolent wird, dann ist eine intravenöse Bluttransfusion vorzuziehen. In den meisten Fällen wird der Arzt die Transfusion selbst vornehmen: die Technik ist auch beim neugeborenen Kinde nicht sehr schwierig. Zur Injektion benützt man die Vena temporalis, eventuell die Jugularis, kann aber auch durch die große Fontanelle in den Sinus longitudinalis Blut transfundieren.

Selbstverständlich müssen alle Maßnahmen getroffen werden, um die Herzkraft zu erhalten, um das Auskühlen und um sekundäre Infektionen zu verhüten. Hungern lassen, in der Absicht, den blutenden Magen zu schonen, ist ganz falsch; selbst unmittelbar nach einem Bluterbrechen soll Nahrung gereicht werden. Aber kein direktes Anlegen, sondern löffelweises Füttern einer — eventuell gekühlten — Frauenmilch.

II. Die symptomatischen Blutungsübel.

Unter diesem Namen wollen wir alle jene Zustände zusammenfassen, bei denen im Verlaufe wohldefinierter Krankheiten Blutungen der Haut und Schleimhaut in nennenswertem Grade auftreten. Nur wenn Hämorrhagien so stark in den Vordergrund treten, daß sie das Hauptinteresse auf sich lenken und die primäre Krankheit in den Hintergrund drängen, imponiert die Affektion als Blutungsübel. In der Mehrzahl der Fälle sind es aber nur blutige Begleitsymptome, die dem Grundleiden ein besonderes Kolorit verleihen.

Wir können die symptomatischen hämorrhagischen Zustände nach dem klinischen Aspekte und nach den Blutveränderungen in drei Gruppen einteilen; jede einzelne zeigt weitgehende Ähnlichkeit mit einer essentiellen Form.

a) Es gibt symptomatische Blutungsübel, die einen Morbus Werlhof imitieren: symptomatische Thrombopenie, gekennzeichnet durch zahlreiche, vielgestaltige Purpuraflecke, persistentes Schleimhautbluten, Plättchenmangel im Blute, verlängerte Blutungszeit, verzögerte Retraktion des Blutkuchens usw. Paradigma ist die akute Leukämie.

b) Eine sehr große Gruppe von Infektionszuständen, die von einem purpuriformen Exanthem begleitet sind, wobei die Blutplättchenzahl normal bleibt; Zustände, die an den Morbus Schönlein erinnern. Man faßt sie unter der Bezeichnung symptomatische, vasogene, athrombopenische Purpura zusammen. Beispiele: Sepsis, Skorbut.

c) Man kennt eine Anzahl von Affektionen, wo profuse Hämorrhagien von hämophilem Charakter im Krankheitsbilde dominieren und das Blut in vitro ungerinnbar ist: Pseudohämophilie bei Leberkrankheiten, Phosphorvergiftung.

In der Praxis, wo doch nicht immer die Laboratoriumsmethoden herangezogen werden, ist eine Unterscheidung oft nicht möglich und auch nicht notwendig. Zu diagnostizieren und zu behandeln ist die Blutkrankheit, die Sepsis, der Skorbut, die Leber- oder die Nierenkrankheit usw., und ob die begleitende hämorrhagische Diathese mehr Werlhof-Charakter zeigt oder mehr dem Schönlein-Typus gleicht, hat erst in zweiter

Linie Interesse. Es wird daher zweckmäßiger sein, die einzelnen Affektionen, die erfahrungsgemäß besonders oft von hämorrhagischer Diathese begleitet sind, in ihren klinischen Erscheinungsformen zu besprechen.

1. Blutkrankheiten. Zu den Affektionen, bei denen eine hämorrhagische Diathese als obligates Zeichen anzusehen ist, gehört die akute Leukämie. Hier liegt ein symptomatischer Morbus Werlhof in reinster Ausprägung vor: zahlreiche oberflächliche und tiefer gelegene Sugillationen verschiedener Größe, kleine Purpuraflecke bis zu handtellergroßen Suffusionen bedecken die Haut; langes Nachbluten aus der Stichwunde, hartnäckige Hämorrhöe aus Zahnfleisch und Nase. Erscheint eine Purpura dieser Art bei einem Kranken mit einem toxisch-septischen Zustand, so muß immer an akute Leukämie gedacht und das Blut untersucht werden. Die Entscheidung, ob benigner Morbus Werlhof oder maligne symptomatische Thrombopenie vorliegt, wird fast immer leicht gelingen. Beim konstitutionellen Werlhof besteht kein Fieber, kein Kranksein; nur aus Bluten, Blutflecken und eventuell aus einer sekundären Anämie setzt sich das Bild zusammen; das Blut zeigt nur Plättchenmangel, Zahl und Form der weißen und roten Blutkörperchen bleiben aber völlig normal. Bei der akuten Leukämie besteht schweres, fieberhaftes Kranksein, progrediente Anämie und vor allem die absolut charakteristische schwere Alteration des Leukozytenbildes.

Eine gleiche schwere hämorrhagische Diathese erscheint im Endstadium der chronischen Leukämie; hier imponiert sie als terminale Komplikation, deren ernste prognostische Bedeutung allen Ärzten bekannt ist. Auch die Zerstörung des Knochenmarkes durch Lymphogranulomatose oder durch ausgebreitete Krebsmetastasen kann mit Hautblutungen von thrombopenischem Charakter einhergehen. Das Erscheinen von Blutflecken ist zuweilen das erste Zeichen eines okkulten Karzinoms; es fordert zu genauester klinischer Untersuchung in dieser Richtung auf.

Weitere Blutkrankheiten, die mit hämorrhagischer Diathese einhergehen, sind die Anämien. Bei jeder schwereren Blutarmut können mehr oder weniger ausgebreitete Blutflecke auf der Haut erscheinen. Bekannt ist die Blutungsneigung bei der Perniciosa; dann bei sekundären Anämien, die chronisch verlaufen und mit starker Beeinträchtigung des Befindens und Abmagerung einhergehen. Hier dürften außer der Blutalteration auch die Gefäßschädigungen durch Hunger und Vitaminmangel eine Rolle spielen: Anaemia pseudoleukaemica infantum und andere schwere Säuglingsanämien gehören hierher.

Schwerste hämorrhagische Diathese begleitet obligat die sogenannte hämorrhagische Aleukie, auch aplastische, aregeneratorische Anämie genannt. Als anatomische Grundlage dieses Prozesses haben wir ein Schwinden des roten, aktiven Knochenmarkes, eine Myelophthisis, eine Umwandlung des produktiven Zellmarkes in atrophisches Fettmark kennengelernt (Seite 13). Das klinische Bild ist in jedem Falle das gleiche: rasch, unaufhaltsam bis zum Tode fortschreitende Anämie, hochgradige fahle Blässe, ein fieberhafter septischer Zustand, aber ohne nennenswerten Leber- und Milztumor: terminal nekrotisierende Prozesse an den Tonsillen und der Mundschleimhaut. Daneben immer heftige Nasen- und Zahnfleischblutungen und ausgebreitete Hauthämorrhagien. Im Blute sind alle Zellelemente hochgradig verringert; sowohl die roten und weißen Blutkörperchen als auch die Blutplättchen. Es besteht also Anämie, Leukopenie und Thrombopenie.

Beim größeren Teile der Fälle kann die klinische Untersuchung eine Vergiftung oder Infektion als Ursache ergeben; dann handelt es sich um eine sekundäre oder symptomatische Aleukie. Die wenigen überbleibenden Fälle, wo dies nicht gelingt, nennt man primäre, idiopathische, aplastische Anämien.

2. Gifte. Als weitere Gruppe von hämorrhagischen Zuständen sind jene Blutungsübel zu nennen, die durch Einwirkung chemischer Gifte entstehen.

Je nach dem Teilsystem des Blutstillungsapparates, gegen das ihre hauptsächliche Wirkung gerichtet ist, entstehen verschiedene Typen. Manche der Gifte wirken in erster Linie auf das Knochenmark ein, wo sie die Stammzellen der roten und weißen Blutkörperchen und auch die der Blutplättchen zerstören. Die Folge ist wieder die oben geschilderte, von schwerer hämorrhagischer Diathese begleitete Aleukie.

Bei der „Aleukia benzolica" steht die progrediente, schwere Anämie im Vordergrund; sie ist begleitet von Schwächezuständen und schweren Allgemeinerscheinungen. Später kommen nekrotische Prozesse im Rachen hinzu. Ausgebreitete, große Blutflecke auf der Haut und Nasenblutungen sind oft Frühsymptome und bedeuten wichtige Hinweiszeichen. Man muß an die Möglichkeit einer Benzolvergiftung denken, wenn in Gummifabriken oder in Betrieben, wo sich

Benzoldämpfe entwickeln, Arbeiter — junge Mädchen sind besonders empfindlich — schwach und anämisch werden, und namentlich dann, wenn sich Blutungen an Haut und Schleimhäuten zeigen.

Ganz ähnlich haben Röntgen- und Radiumstrahlen eine deletäre Wirkung auf das Knochenmark und die Folgen der Überdosierung sind wieder schwerste Anämie mit hämorrhagischer Diathese und Kräfteverfall, eine Aleukia radiotoxica.

Salvarsanschäden können gleichfalls zu hämorrhagischer Diathese Anlaß geben. Man hat universelle Dermatitiden ohne Blutveränderung gesehen, aber auch gelegentlich ausgebreitete, purpuriforme Exantheme mit Schleimhautblutungen, Anämie und schwerer Allgemeinerkrankung.

Auf anderer Basis erfolgen die schweren Blutungszustände bei der Phosphor- und Chloroformvergiftung. Hier wird in erster Linie und am stärksten die Leber geschädigt, die dann nicht mehr die für die Gerinnung notwendigen Substanzen, vor allem nicht das Fibrinogen produzieren kann. Die Folge davon ist eine Schwergerinnbarkeit des Blutes; dadurch erklären sich die profusen Blutungen aus Zahnfleisch, Magen, Darm und Genitale bei diesen Vergiftungen. Die fettige Degeneration der Kapillarendothelien unterstützt die Blutungsneigung.

Es gibt ferner eine Anzahl von medikamentösen Vergiftungen, bei denen es zu Blutungen auf der Haut kommt, die aber ganz anders aussehen. Diese medikamentösen Exantheme sind zuerst polymorphe, urtikarielle oder exsudative Erytheme, in die es erst nachträglich hinein blutet und die durch Imbibition mit Blut ihren petechialen Charakter erhalten. Die Ursache hierfür ist in einer durch die Noxe abnorm gesteigerten Durchlässigkeit der Gefäße zu finden. Solche hämorrhagische Exantheme kennt man nach Chinin, Pyramidon und anderen Präparaten. Bei allen diesen Formen steht sehr oft das Exanthem so stark im Vordergrund, daß daneben die Hämorrhagien nur als zufällige und unwesentliche Komplikation erscheinen.

3. Infektionen. Die größte und wichtigste Gruppe von symptomatischen Blutungsübeln entsteht infolge bakterieller Infektionen. Es sind dies die Blutungszustände, welche im Verlaufe von Infektionskrankheiten auftreten. Ihr Erscheinen ist sehr oft diagnostisch und prognostisch wertvoll. Die Genese dieser hämorrhagischen Diathese ist schon an anderer Stelle geschildert worden (Seite 13).

Es sei daran erinnert, daß Bakterien und ihre Toxine sowohl im Knochenmark die Plättchenbildung lähmen, als auch in vielfacher Weise die Kapillaren schädigen: Degeneration der Gefäßwände, kongestive Zustände, Bakterienembolien usw. Diese Läsionen — plurifokal, an vielen Stellen sich auswirkend — schaffen überall dort Gelegenheit zu Blutaustritten. Die Purpuraflecke sind dann nicht der Ausdruck einer echten Diathese, sondern ein Zeichen zahlreicher einzelner Läsionen — eine „Pseudopurpura".

a) Beim Typhus abdominalis äußert sich die hämorrhagische Diathese in verschiedener Art. Im Frühstadium kommt es vor, daß die Roseolen blutig werden; das ist klinisch interessant, da sich dadurch eine gewisse Ähnlichkeit mit dem exanthematischen Typhus ergibt. Bedeutungsvoller ist die schwere hämorrhagische Diathese in späteren Krankheitswochen. Hier kann neben den gefürchteten Darmblutungen aus sich abstoßenden Schorfen auch ein schwer stillbares Nasenbluten einsetzen; es können ausgebreitete Blutflecke in der Haut auftreten. Beim Typhus liegt sowohl eine Lähmung der Plättchenproduktion vor, als auch eine gesteigerte Zerstörung der Thrombozyten in der kranken Milz.

b) Diphtherie. Feinste Flohstichblutungen und auch einzelne größere Ekchymosen auf der blaßfahlen Haut sind eine bekannte Erscheinung bei schwereren Fällen. Größere Blutflecke neben Hämorrhagien am Gaumen und an der Wangenschleimhaut sind als Zeichen septisch-toxischen Verlaufes mit letaler Prognose gefürchtet, namentlich wenn außerdem Blutungen in das Gewebe der Tonsille hinein, unterhalb der nekrotischen Beläge hinzukommen.

c) Masern. Der Masernerreger wirkt besonders auf die Gefäße ein. Bekanntlich wird das Exanthem recht oft in den Tagen des Abblassens hämorrhagisch, zumeist nur an Armen und Beinen, zuweilen am ganzen Körper; manchmal erfolgen nur einzelne Punktblutungen in den Ausschlagfleck hinein. Erfahrungsgemäß bedeuten hämorrhagische Morbillen keine Verschlechterung der Prognose.

d) Scharlach. Hier kennt man feinste, oberflächliche follikulär angeordnete Hautblutungen, namentlich an den Gelenkbeugen und an Stellen, die dem Druck der Kleidung ausgesetzt sind. Ihr Erscheinen und ihre Provozierbarkeit durch leichtes Kneifen — das positive Rumpel-Leedesche Zeichen — spricht in zweifelhaften Fällen für echten Scharlach und gegen scarlatiniformes Erythem. Ausgebreitete, hämorrhagische

Flecke, unregelmäßig verstreut, inmitten eines spärlichen blaßlividen Exanthems, im Verein mit heftigen Blutungen aus Mund und Nase sind immer ein Zeichen schwerster Vergiftung; ihr Erscheinen bedeutet infauste Prognose. Schließlich kommt zuweilen in der dritten Krankheitswoche eine hämorrhagische Diathese vor. Zur Zeit der Komplikationen und des „zweiten Krankseins" stellen sich neben Hämaturie und hämorrhagischer Nephritis zuweilen auch Blutflecke auf der Haut ein.

e) Variola. Bei den Blattern können in jedem Stadium hämorrhagische Erscheinungen auftreten. Im Prodromalstadium ist intensives Nasenbluten und ein flüchtiges hämorrhagisches Exanthem recht häufig. Es gibt eine klinische Abart, bei der es in die Pocken hineinblutet; diese werden schwarz verfärbt und bedecken sich im weiteren Vorlauf mit blutigschwarzen Borken. Die Prognose dieser „schwarzen Blattern" ist ernst, aber nicht infaust. Treten Hämorrhagien aus Nase, Darm, Genitale besonders in den Vordergrund, so spricht man von Variola haemorrhagica. Ganz infaust ist die Prognose bei der Purpura variolosa, bei der nach kurzem Inkubationsstadium, wo schon schwerste Prostration den Kranken niederwirft, foudroyant Blutzersetzungserscheinungen einsetzen. Schon das scharlachrote Initialexanthem ist von zahlreichen Blutungen durchsetzt; ehe es noch zu einem ausgesprochenen Blatternausschlag kommt, erscheinen massenhaft große Blutflecke auf der Haut, die an das Bild der Purpura fulminans erinnern, es folgen unstillbare Hämorrhagien aus Nase, Mund, Magen-Darmkanal usw., welchen die Patienten rasch erliegen.

f) Varizellen. Ein Hämorrhagischwerden der Bläschen kommt oft vor, ist immer nur als eine klinische Variante anzusehen und bedeutet keine Verschlechterung der Prognose.

g) Pertussis. Bei dieser Krankheit sind Blutungen außerordentlich häufig. Erstens kennt man feinste, dichtgedrängte Punktblutungen, die in der Haut des Gesichtes und Halses im Anschluß an würgendes Erbrechen nach schweren Hustenanfällen aufschießen. Zweifellos wird im Verlauf der Krankheit das Gefäßsystem durch die Toxine des Keuchhustenbazillus ernstlich geschädigt, so daß nun die Stauung und die immer wiederholten Druckerhöhungen bei den Anfällen zu Zerreißungen der Kapillaren und dadurch zu Blutungen Anlaß geben können; so entstehen die bekannten blutunterlaufenen Augen infolge subkonjunktivaler Ekchymosen; das Bluten aus einem Biß in die Zunge oder Wangenschleimhaut, aus einem eingerissenen Zungenbändchen usw. Seltener sind Blutabgänge mit dem Harn oder Stuhl. Klinisch bedeutungsvoll, gefürchtet wegen der schweren Folgen, sind die Hämorrhagien in Sinnesorgane oder in das Gehirn.

h) Sepsis. Eine weitere Gruppe bilden die septischen Zustände. Hier können, namentlich im frühen Kindesalter, Blutflecke so zahlreich aufschießen und von so profusen Schleimhautblutungen begleitet sein, daß man diese Variante als hämorrhagische Sepsis beschrieben hat. Die blutige Aussaat auf der Haut der Sepsiskranken entsteht nicht aus einfachen Blutaustritten; es sind eigentlich Erythemflecke, Papeln, Exsudationen oder Mikropustelchen. In diese durch Bakterienembolie oder minimale Eitermetastasen entstandenen Gefäßschädigungen erfolgt eine hämorrhagische Imbibition des Exanthemfleckes. — Charakteristisch und für die Diagnose verwertbar ist das ausgebreitete purpuriforme Exanthem bei jener Form der epidemischen Genickstarre, wo die Infektion nicht auf die Hirnhäute beschränkt bleibt, sondern auf dem Blutwege eine allgemeine Meningokokkensepsis hervorgerufen hat. Dieser Typus verläuft mit hyperpyretischen Temperaturen und schwersten Allgemeinerscheinungen, meistens tödlich. Ähnliche petechiale Exantheme erzeugt die universelle Infektion mit Pneumokokken und die mit Bacillus pyocyaneus. Bei allen diesen Formen können auch große flächenhafte Sugillationen entstehen und dadurch Krankheitsbilder hervorrufen, die an Purpura fulminans erinnern. Ähnliches kennt man auch bei der septischen Infektion mit Staphylokokken, mit Streptokokken und mit Kolibazillen.

Eine besondere Erwähnung verdient die durch den Streptococcus viridans erzeugte Lentasepsis oder Endocarditis lenta.

i) Tuberkulose und Syphilis. Von den chronischen Infektionen sind Tuberkulose und Syphilis zu nennen. Bei Miliartuberkulose sieht man, namentlich im Endstadium, öfters massenhaft Flohstichblutungen über den ganzen Körper ausgebreitet. Bei der kongenitalen Syphilis der Säuglinge, und zwar speziell bei den schweren viszeralen Formen, kann das luetische Exanthem hämorrhagisch werden und von Blutungen aus Nase und Nabel begleitet sein.

4. Avitaminosen. Lang dauernder Mangel an Vitaminen in der Nahrung kann zur Ursache ausgesprochener Blutungskrankheiten werden. Das klinische Bild der C-Avitaminose ist bei Erwachsenen der Skorbut, bei Säuglingen die Möller-Barlowsche Krankheit.

Der Skorbut, heutzutage eine seltene Krankheit, zeigt reichlich Petechien, besonders um die Haarbälge an den Beinen, daneben Blutungen in die Muskulatur, die sehr schmerzhaft sind, und gelegentlich auch in die Gelenke. Sehr charakteristisch und für die Diagnose verwertbar ist die Auflockerung und blutige Imbibierung des Zahnfleisches.

Auch der Säuglingsskorbut, die Möller-Barlowsche Krankheit, ist infolge der Besserung der hygienischen Verhältnisse und der richtigeren Ernährung der Säuglinge eine Seltenheit geworden. Im klinischen Bilde stehen neben der Anämie die Blutungen obenan. Es sind subperiostale Hämatome am Oberschenkel, in der Nähe des Kniegelenkes, an den Rippen und an anderen Knochen. Diese sind verdickt und so hochgradig schmerzhaft, daß schon die leiseste Berührung, ja die Annäherung an das Bett, zu intensivstem Geschrei und allgemeinem Zusammenzucken Anlaß gibt. Blutunterlaufungen an den Knochen der Augenhöhlen rufen ein erschreckendes und für die Krankheit höchst kennzeichnendes Bild hervor. Hautpurpura ist meistens nicht sehr ausgeprägt, minimale Hämaturie ist ein häufiges Frühsymptom.

Gleichfalls auf Vitaminmangel sind die hämorrhagischen Zustände bei der schweren chronischen Verdauungsinsuffizienz älterer Kinder, bei der Coeliakie, zurückzuführen. Eine gewisse Blutungsneigung und ein spärliches Purpuraexanthem sieht man oft bei Menschen, die infolge wirtschaftlicher Notlage unterernährt sind. Man kennt sie auch bei dystrophischen Säuglingen und Kleinkindern, wo Fieber, Appetitlosigkeit zu chronischer Unterernährung Anlaß geben. Bei graviden Frauen kann eine lang dauernde Hyperemesis eine Mangelkrankheit mit Blutungen provozieren, um so mehr, als in dieser Epoche ein erhöhter Vitaminbedarf vorliegt.

5. Erkrankungen innerer Organe. Ganz kurz müssen noch die hämorrhagischen Zustände bei Krankheiten innerer Organe erwähnt werden. Fast alle schweren Leberaffektionen, namentlich solche, die mit intensivem Ikterus einhergehen, können von Zeichen hämorrhagischer Diathese begleitet sein. Meistens sind es Hämorrhagien aus dem Magen-Darmtrakt, seltener eine Hautpurpura. Diese Blutungen trotzen oft jeder Therapie; sie gleichen vielfach denen bei Hämophilie, so daß man von einer Pseudohaemophilia hepatica gesprochen hat. Solche Blutungszustände kennt man bei den verschiedenen

Zirrhosen, bei der akuten gelben Leberatrophie, bei chronischer Cholangitis und stets im cholämischen Endstadium.

Bei chronischen Nierenaffektionen sind Blutungen gleichfalls keine seltene Erscheinung; bei der genuinen Schrumpfniere ist rezidivierende Hautpurpura ein fast obligates Symptom. Auch im Verlaufe urämischer Zustände sind Hämorrhagien gefürchtete Komplikationen.

6. Milzaffektionen. Die Affektionen der Milz nehmen eine besondere Stellung ein. Alle möglichen Zustände, die mit Hypertrophie der Milz einhergehen, können von hämorrhagischer Diathese begleitet sein. Wir kennen eine solche bei chronischer Malaria, bei Lymphogranulomatose der Milz, beim hämolytischen Ikterus, Morbus Banti, Morbus Gaucher u. v. a. Bei der Splenomegalie, die sich nach Pfortaderthrombose entwickelt, ist die Stauung und die Venenerweiterung bis zur ausgiebigen Varicenbildung im Ösophagus und Magen die Ursache der schweren Blutungsanfälle.

7. Hormonale Störungen. Krankheiten der hormonalen Drüsen stehen gleichfalls mit Blutungsübeln im Zusammenhang. Hypothyreoidismus bedingt manchmal eine gesteigerte Blutungsneigung, noch mehr aber Affektionen der weiblichen Keimdrüsen. Man kennt ein schweres Blutungsübel mit Thrombopenie nach Art eines Morbus Werlhof bei der kleinzystischen Degeneration der Ovarien. Es gibt eine Anzahl von Beobachtungen, wo im Praemenstruum eine gesteigerte Kapillarlädierbarkeit zugleich mit Plättchenverminderung festgestellt wurde; bei diesen Frauen ist die Menstruation abnorm intensiv und lang dauernd; gleichzeitig oder vikariierend können Nasenblutungen einsetzen, oft von einer Purpuraeruption begleitet.

7. Neurosen. Schließlich soll noch erwähnt werden, daß der Arzt manchmal in seiner Praxis ganz merkwürdige, anscheinend unerklärliche Blutungsübel zu sehen bekommt. Es sind junge Mädchen oder Frauen, alle mit Zeichen schwerer Neuropathie; neben anderen Symptomen einer Vasoneurose stehen Blutungen, vor allem aus Nase und Genitale, gelegentlich sogar eine blutige Sekretion aus den Brustdrüsen im Vordergrund. Gleichzeitig mit diesen Hämorrhagien oder unabhängig davon, flammen Purpuraexantheme auf der Haut auf. Daß hier psychische Faktoren für die Genese von größter Bedeutung sind, ist dadurch erwiesen, daß solche Blutungen immer dann auftreten, wenn die betroffene Person vor Aufgaben (Schulexamen) oder Situationen (Beruf, Ehe usw.) stehen, denen sie sich nicht gewachsen fühlen und denen sie ausweichen wollen; vor allem aber dadurch, daß man solche erschreckende Hämorrhagien oft zauberhaft durch psychische Beeinflussung und Suggestion heilen kann.

Prognose der Blutungsübel.

Bei allen Blutungszuständen wird mit Bangen das Urteil des Arztes über den Verlauf und Ausgang erwartet. Der Patient und seine Angehörigen wollen wissen, ob die Blutung bald stehen, ob sie sich wiederholen wird, ob das Leben bedroht ist usw. Das zu beantworten ist oft schwer. Bei keinem Blutungsübel ist es mit Sicherheit vorauszusagen, wie der weitere Verlauf sein wird; immer sind Komplikationen möglich, immer unerwartete Zwischenfälle bedrohlichster Art. Man sei daher vorsichtig und zurückhaltend. Eher wird ein Patient eine unrichtige Diagnose verzeihlich finden als einen Irrtum in der Prognose.

1. Bei der Erbkrankheit Hämophilie kann eine genaue Kenntnis der Sippengeschichte für die Prognose wertvoll sein; denn es wird nicht nur die Krankheit selbst, sondern auch die Art des Verlaufes vererbt. Alle hämophilen Knaben befinden sich in Lebensgefahr; die Möglichkeit eines Verblutens ist am größten in der frühen Kindheit und noch beträchtlich im Pubertätsalter; dann nimmt die Blutungstendenz wohl ab, aber erst jenseits des 30. Lebensalters stirbt ein Hämophiler kaum mehr an Verblutung. Besonders vorsichtig sei man bei der Beantwortung der Frage, ob ein Blutergelenk wieder normal und gebrauchsfähig wird. Es kommt wohl völlige Restitutio vor, aber oft genug erweist sich ein solches Gelenk, nachdem es einmal befallen war, als minderwertig und anfällig, und trotz physikalischer Therapie und orthopädischer Maßnahmen sind Rezidive und schwere Folgezustände nicht hintanzuhalten.

2. Die konstitutionelle Werlhofsche Krankheit gilt allgemein als gutartig; daher der Beiname „benigen". Das gilt nur mit einer gewissen Einschränkung. Wenn eine Werlhofsche Krankheit einsetzt, äußere man sich zunächst sehr vorsichtig bezüglich des Ausganges. Gewiß, es gibt alle möglichen Varianten; man kennt ganz milde Werlhof-Fälle, die sich nur darin äußern, daß das Zahnfleisch täglich beim Zähneputzen stärker blutet und daß unvermeidliche Kontusionen übermäßig große blaue Flecke hinterlassen; von solchen wirklich gutartigen Typen gibt es fließende Übergänge bis zu jenen Verlaufs-

arten, wo immer wieder schwere Blutungsanfälle das Leben bedrohen. Die größte Gefahr droht den Werlhof-Kranken nicht so sehr durch das unstillbare Bluten; ein Verblutungstod ist heutzutage, wo Bluttransfusionen und die Splenektomie zur Verfügung stehen, sehr selten geworden. Aber unvoraussehbare Blutungen in innere Organe: zerebrale und meningeale Hämorrhagien, Blutungen ins Auge, Ohr usw. können irreparable Schäden zur Folge haben. Schließlich muß man sich bewußt sein, daß die Milzexstirpation wohl ein lebensrettender Eingriff ist, aber eine nicht unbeträchtliche Operationsmortalität hat.

Eine Vorhersage über die Art des Verlaufes kann gleichfalls nicht gestellt werden. Die blutungsfreien Intervalle betragen in einem Falle nur wenige Wochen oder Monate, in anderen hingegen viele Jahre; ob ein späterer Anfall leicht oder schwer sein wird, kann man nicht wissen. Die chronisch intermittierende Form mit langen blutungsfreien Intervallen gibt die beste Prognose.

3. Im Gegensatze zur essentiellen Werlhofschen Krankheit ist die Prognose bei fast allen symptomatischen Thrombopenien sehr schlecht. Sie ist immer bedingt durch die Grundkrankheit, ist daher infaust bei der Leukämie, der Granulomatose, sehr schlecht bei den aplastischen Anämien: daher der Name maligne Werlhofsche Krankheit. Gleichfalls schlecht ist die Prognose der hämorrhagischen Aleukie nach Intoxikationen mit Giften (Benzol, Benzin) oder Strahlen (Radium, Röntgen). Die Werlhof-Diathese, welche akute Infektionskrankheiten begleitet, ist erfahrungsgemäß oft ein Zeichen übelster Vorbedeutung: Blattern (Purpura variolosa), septische Diphtherie, Typhus. In anderen Fällen ist ein von Thrombopenie begleitetes Hämorrhagischwerden eines Exanthems ein einmaliges Ereignis und bedeutet nichts anderes als eine interessante, klinische Variante, aber nicht eine Verschlechterung der Prognose: Varizellen, Masern.

4. Auch bei der Purpura rheumatica ist eine Voraussage nicht möglich. Gewiß stehen der großen Überzahl der leichten Verlaufsformen nicht allzuviele schwere gegenüber. Aber es ist wichtig zu wissen, daß selbst nach leichtestem Beginn ernste Komplikationen auftreten können. Zu dieser gehören die akute hämorrhagische Nephritis, die zu Anurie und urämischen Zuständen Anlaß geben kann, ja sogar schon öfters Nierendekapsulation als letztes Rettungsmittel notwendig gemacht hat. Dann aber, vor allem die abdominalen Komplikationen. Hier droht die Intussuszeption, die, wenn nicht

rechtzeitig erkannt und behoben, oft schon tödliche Peritonitis verursacht hat. Auch bei der Voraussage über die Dauer möge sich der Arzt Reserve auferlegen. Nachschübe und Rezidive können die versprochene Genesung auf Wochen und Monate hinausschieben.

5. Die Prognose der symptomatischen Purpuraformen ist nur durch die der Grundkrankheit bedingt. Die hämorrhagische Diathese ist hier oft nicht das Dominierende im klinischen Bilde, mit Ausnahme beim Skorbut und bei der Barlowschen Krankheit. Das Auftreten von Hautblutungen im Verlaufe von Infektionen und Intoxikationen, von Stoffwechselstörungen und kachektisierenden Zuständen sagt dem erfahrenen Arzte, daß das Kapillarsystem schwerer geschädigt ist und daß der ganze Krankheitsablauf eine ernstere Wendung zu nehmen beginnt und daß daher sorgfältige Überwachung notwendig wird.

6. Daß bei der Purpura fulminans, bei rapider Ausbreitung flächenhafter Hautblutungen, verbunden mit allgemeinem Kräfteverfall, ein unaufhaltsames, baldiges Ende eintritt, weiß der erfahrene Arzt und wird dementsprechend seine die Angehörigen vorbereitende Vorhersage stellen müssen.

Therapie.

Die Behandlung der Blutungsübel hat in den letzten Jahren große Fortschritte gemacht; es stehen dem Arzte sehr viele Mittel zur Verfügung, deren richtige und rechtzeitige Anwendung auch meistens zum Erfolge führen wird.

Es ist selbstverständlich nicht möglich, die ererbte Konstitution bei Hämophilie und manchen Werlhof-Formen durch medikamentöse Einwirkung zu einer normalen zu machen; aber wir sind doch heuzutage so weit, daß wir solche Fälle selbst im Stadium schwersten Blutens retten können und daß nur ausnahmsweise einmal ein Patient an einer Blutung zugrunde geht. Bei diesen konstitutionellen Leiden ist es die wichtigste Aufgabe des Arztes, prophylaktisch alle Schäden, die erfahrungsgemäß als blutungsauslösende Faktoren in Betracht kommen, wie Infektionen, von seinen Patienten möglichst fernzuhalten.

Die Zahl der zur Verfügung stehenden Medikamente ist außerordentlich groß. Um eine Übersicht zu gewinnen, soll in nachfolgender Tabelle eine Gruppierung versucht werden.

Behandlungsübersicht.

I. Lokale Blutstillung.

Kompression, Tamponade, Kaustik, Elektrokoagulation. — Frauenmilch. — Menschen- und Tierblut. — Menschen- und Tierserum. — Tierorgane, Preßsäfte, Clauden, Coagulen. — Adrenalin, Stryphnon.

II. Blutstillung durch Allgemeinbehandlung.

a) Gefäßabdichtung.

Kalksalze, Afenil. — Gelatine. — Hypertonische Salzlösungen. — Kongorot. — Vitamine: Nateina, Cebion, Cantan, Lebertran usw.

b) Anregung zur Plättchenneubildung.

Bluttransfusion. — Blut- und Seruminjektionen. — Proteinkörpertherapie: Caseosan, Witte-Pepton, Yatren usw.

c) Beseitigung der Plättchenzerstörung.

Röntgentherapie. — Splenektomie.

d) Förderung der Blutgerinnung.

Bluttransfusion. — Erzeugung von Anaphylaxie durch Seruminjektionen. — Hypertonische Salzlösungen. — Aderlaß. — Coagulen, Clauden, Adrenalin. — Natriumzitrat, Euphyllin. -- Hormontherapie, Ovarialtabletten. — Nateina und andere Vitamine.

e) Entgiftung des Organismus.

Darmdesinfektion, Tierkohle. — Pyramidon, Salizyl, Atophan. — Diät, Proteinkörpertherapie. — Tonsillektomie, Zahnbehandlung.

f) Allgemeines.

Einwirkung auf das Nervensystem: Sedativa, Suggestivbehandlung. — Behandlung der Anämie: Eisen, Arsen, Lebertherapie, klimatische Kuren, Höhensonne.

1. Mittel zur lokalen Blutstillung.

Kompression, Tamponade, Umstechung, Unterbindung, Kauterisation mit dem Lapisstift oder mit Milchsäure usw. Auf die Besprechung dieser bekannten und in der Praxis täglich geübten Blutstillungsmethoden braucht hier nicht näher eingegangen zu werden. Diese Methoden wird man auch bei hämophilen und thrombopenischen Schleimhautblutungen zunächst anwenden; wenn dann das Versagen dieser Eingriffe die Besonderheit der Blutungen erweist, müssen noch andere Mittel zur Stillung herangezogen werden.

Frauenmilch. Die außerordentlich gute blutstillende Wirkung dieses wohl überall leicht beschaffbaren Heilmittels ist erst in letzter Zeit erkannt worden. Es hat sich bei Schleimhautblutungen von Hämophilen und Werlhof-Kranken bewährt. Nur Menschenmilch entfaltet die segensreiche blutstillende Fähigkeit, aber keinerlei Tiermilch. Die Anwondung ist sehr einfach. Tampons werden mit Frauenmilch getränkt und auf die blutende Stelle, z. B. Zahnextraktionswunde, Nasenschleimhaut usw. aufgedrückt.

Menschen- und Tiersera sind gut wirksame Mittel. Womöglich sollen zur lokalen Applikation nur frische Sera in Anwendung kommen. Im ersten Moment, wenn nichts anderes zur Hand ist, kann man ein vorrätiges, abgelagertes Heilserum (Diphtherie, Tetanus) auf einen Tupfer gießen und damit die Wunde komprimieren. Inzwischen wird man durch einen Aderlaß von einem gesunden Menschen oder von einem Tier (Pferd, Rind, Hammel, Kaninchen) Blut gewinnen und daraus unter möglichst sterilem Arbeiten Serum herstellen. In geeigneten Fällen kann man mit Serum eine Wundhöhle umspritzen, darf aber nur feinste Kanülen verwenden.

Menschen- und Tierblut. Will man nicht erst die Koagulation des Blutes und das Auspressen des Serums abwarten, so kann man frisches Blut von Mensch oder Tier auf die blutende Stelle bringen oder in eine blutende Höhle einspritzen. Am besten scheint frisch defibriniertes Blut zu wirken, das man durch Schlagen des Aderlaßblutes mit einem Glasstab gewinnt. Die Blutstillung erfolgt oft sehr prompt.

Tierorgane und Preßsäfte. Gleichfalls gerinnungsfördernd und zur Thrombenbildung anregend wirkt die lokale Applikation von tierischen Organen und aus solchen hergestellten Preßsäften. Allgemein bekannt ist die hämostyptische Wirkung eines frischen, noch körperwarmen Muskelstückes. Man kann aus der Schilddrüse oder aus der Lunge eines frisch geschlachteten Tieres (Kalb, Hammel, Kaninchen) einen Preßsaft herstellen und diesen in direkten Kontakt mit der Wunde bringen; auch Leber und Niere dieser Tiere sind verwendbar. Solche Organsäfte können auch so hergestellt werden, daß man die Drüsen unter aseptischen Kautelen in dünne Scheiben schneidet und in steriler Kochsalzlösung zerquetscht und mit dem Brei Gazestreifen tränkt. Frisch hergestellte Organbreie scheinen zuweilen wirksamer zu sein als die fabrikmäßig erzeugten Präparate. Diese pulverisierten Organe haben freilich den Vorteil, daß sie steril, in gebrauchsfähigem Zustand vorrätig gehalten werden können. Am häufigsten verwendet man das aus Tierblut bereitete, plättchenreiche Coagulen und das aus tierischem Lungengewebe stammende Clauden. Beide kommen in Pulverform im Handel vor, werden mit wenig physiologischer Kochsalzlösung aufgeschwemmt und dann als Brei mit der blutenden Stelle in Kontakt gebracht. Für die Nase kann auch ein 20%iger Spray verwendet werden. Es ist darauf zu achten, daß die Aufschwemmungen dieser Präparate warm zur Anwendung kommen, weil sie besser wirken als im kalten Zustand. Es hat sich als vorteilhaft erwiesen, den Aufschwemmungen von Coagulen und Clauden etwas Adrenalin zuzusetzen, da dies die Blutstillungswirkung verstärkt.

Adrenalin und Stryphnon. Zur lokalen Blutstillung werden seit jeher wegen der vasokonstriktorischen Fähigkeit Adrenalin und andere aus Nebennieren hergestellte Präparate verwendet: Adrenosan, Suprarenin, Tonogen u. a. Im Handel kommen sie in Lösungen 1 : 1000 vor. Mit dieser oder einer stärker verdünnten Lösung werden Tampons getränkt und auf den Ort der Blutung gebracht. Die gefäßverengende und blutstillende Wirkung des Adrenalins ist meistens prompt, aber nur passager, häufig von einer unerwünschten Gefäßerweiterung und neuerlichem Bluten gefolgt.

Vorzuziehen ist daher zur lokalen Anwendung das Stryphnon, dessen Wirkung energischer ist als die des Adrenalins und länger anhält. Man kann Lösungen oder noch besser dicke Aufschwemmungen verwenden oder das Pulver direkt auf den blutenden Herd bringen; man kann mit Stryphnongazestreifen, die in steriler Packung erhältlich sind, blutende Wundhöhlen austamponieren. Doch soll besonders darauf aufmerksam gemacht werden, daß ein Stryphnongazeverband nicht zu lange liegen bleiben darf, namentlich dann nicht, wenn er enge anliegt. Die vasokonstriktorische und anämisierende Wirkung ist so stark, daß durch eine zu langdauernde Zirkulationsbehinderung Gewebeschädigungen hervorgerufen werden können.

Gelatine wurde früher öfters bei profusen Nabelblutungen der Neugeborenen verwendet. Bei lokaler Applikation ist die blutstillende Wirkung so gering, daß sie heute kaum mehr gebraucht wird.

Schließlich soll noch eines Hilfsmittels bei unstillbarem Bluten aus Alveolen nach Zahnextraktion gedacht werden. Tamponade nutzt meistens gar nichts; dagegen gelingt es manchmal, ein Sistieren des Blutens zu erreichen, wenn man die Wundränder aneinanderpreßt. Ein in die Zahnlücke passender, bis zur Hälfte eingeschnittener Gummistöpsel wird reitend auf die Wunde aufgesetzt und preßt nun beim Zusammenbeißen die Wundränder aneinander.

2. Mittel zur Blutstillung durch Allgemeinbehandlung.

Von den meisten Medikamenten, die bei Blutungsübeln verordnet werden, erwartet man eine Beeinflussung der Blutungsübel dadurch, daß sie zunächst auf den Organismus einwirken und durch dessen Änderung und Umstimmung indirekt auf die Blutungsdisposition Einfluß haben; sie haben nicht lokale, sondern — wie man sagt — „telehämostyptische" Wirkung. Da die meisten von ihnen an mehreren Punkten des Organismus angreifen, erscheint jede Einteilung gezwungen. Immerhin kann man unterscheiden eine Gruppe von Medikamenten, die hauptsächlich auf das Gefäßsystem einwirken, um die Fragilität und Permeabilität der Blutgefäße zu beheben; dann eine weitere Gruppe von Heilstoffen, die hauptsächlich auf das Blut einwirken: die einen, um die Gerinnung des Blutes zu fördern, andere, um die Plättchenbildung im Knochenmark anzuregen, andere wieder, um die Plättchenzerstörung in der Milz einzuschränken.

a) Mittel zur Gefäßabdichtung.

Es gibt eine Anzahl von Medikamenten, denen man die Fähigkeit zuschreibt, die Gefäße dichter und undurchlässiger zu machen, indem sie die Kittsubstanz zwischen den Endothelzellen festigen. Hierher gehören vor allem:

die Kalksalze: so Calcium chloratum, Calcium chloroaceticum, Calcium phosphoricum, Calcium lacticum, Calcipot, Calcium Egger, und das Calcium Sandoz (glukonsaurer Kalk) und viele andere. Die Ansichten über ihre Wirksamkeit sind widersprechend. Intern gibt man von einer 5—10%igen Lösung mit reichlichem Syrupzusatz 3—5mal täglich 10 ccm, oder von dem milchsauren oder glukonsauren Präparat mehrere Kaffelöffel täglich. Manche Kalkpräparate schmecken nicht gut und werden von vielen Kindern nicht gern genommen. Sie haben auch den Nachteil, daß sie den Appetit verderben und zu Obstipation Anlaß geben. Man läßt Kalkpräparate bei allen Arten von hämorrhagischer Diathese nehmen, vor allem bei jenen Formen, wo das Blut normal ist und die Angiopathie im Vordergrund steht, also bei der Purpura Schönlein. Der Einfluß auf Schleimhautblutungen bei der Thrombopenie ist nicht überzeugend. Die Präparate werden vom Darm nur langsam und unvollständig resorbiert; bessere Erfolge, freilich meistens auch nur vorübergehend, erzielt man durch intravenöse Einverleibung. Hierzu eignet sich eine $10^0/_0$ige Lösung von Calcium chloratum, von der man 10—20 ccm steril, körperwarm, sehr langsam in die Venen einfließen läßt, mit sorgfältiger Vermeidung von paravenösen Infiltraten, die höchst schmerzhaft sind. Gleichfalls nur intravenös darf das wasserlösliche Afenil (Chlorkalziumharnstoff) gegeben werden, von dem man eine Ampulle, d. i. 10 ccm der $10^0/_0$igen Lösung langsam einspritzt.

Gelatine. Die früher sehr häufig bei Blutungszuständen verwendete Gelatine ist jetzt ziemlich aufgegeben. Man verabreicht sie derzeit noch intern bei der Hämatemesis und Melaena der Neugeborenen, injiziert sie auch subkutan in die Umgebung des Nabels bei Blutungen aus diesem. Intravenös darf sie in keinem Fall gegeben werden. Will man subkutan injizieren, so ist höchste Sterilität unbedingt erforderlich, da Gelatine einen idealen Nährboden für Tetanusbazillen darstellt. Am besten verwendet man die Mercksche Gelatina sterilisata, die in zugeschmolzenen Ampullen zu 10 und 40 ccm erhältlich ist.

Hypertonische Kochsalzlösungen sollen auf die Gefäße abdichtend und auf die Blutgerinnung fördernd einwirken. Der Effekt bei echter Hämophilie ist zweifelhaft, bei Werlhof-Blutungen manchmal deutlich vorhanden. Von einer $10^0/_0$igen Kochsalzlösung werden 10—20 cm intravenös eingespritzt.

Clauden, 10 ccm einer $2^0/_0$igen Lösung, darf nur subkutan, aber niemals intravenös angewendet werden. Intravenöse Injektionen von Coagulen wurden bei schweren Blutungen öfters mit Erfolg angewendet. Doch seien die praktischen Ärzte gewarnt: Schüttelfröste, allgemeiner Kollaps mit bedrohlichen Erscheinungen von Herz- und Gefäßschwäche können sich anschließen, so daß man diese Methode lieber dem Spital überlassen soll.

Die hämostyptische Wirkung der Hypophysenpräparate durch Verengerung weiter Gefäßbezirke kann man heranziehen, und Injektionen von Hypophysin, Pituisan u. dgl. versuchen, täglich eine Ampulle.

Kongorot. Noch eines Medikamentes sei Erwähnung getan,

über das noch nicht viele Erfahrungen vorliegen. Diese stammen zunächst aus Spitälern, lauten aber doch so günstig, daß es für die Praxis empfohlen werden darf; Schäden oder Beschwerden hat man niemals gesehen. Es ist das Kongorot (Grübler). Von der $1^0/_0$igen Lösung in destilliertem Wasser werden 2—5—10 ccm intravenös, nicht subkutan eingespritzt. Man kann die Injektion unbedenklich durch einige Tage wiederholen. Wie das Kongorot wirkt, wissen wir nicht sicher; die hämostyptische Wirkung setzte in manchen Fällen von Werlhofscher Krankheit ziemlich prompt ein. Nur möge der Arzt die Patienten und ihre Umgebung darauf aufmerksam machen, daß der Farbstoff nicht in den Gefäßen bleibt, sondern eine zart rosaviolette Verfärbung der Haut und der Schleimhäute erzeugt; auch der Harn, der Speichel, die Tränen werden rosarot gefärbt. Die Verfärbung schwindet allmählich binnen wenigen Tagen vollständig.

Vitamine. Vitaminbehandlung wird in den letzten Jahren in zunehmendem Ausmaße bei allen Formen der hämorrhagischen Diathese in Anwendung gebracht. Sie ist eine Selbstverständlichkeit bei jenen Krankheiten, die eigentlich keine Blutungsübel, sondern C-Avitaminosen sind, dem Skorbut und der Möller-Barlowschen Krankheit der Säuglinge; hier wissen wir sicher, daß das Fehlen des C-Stoffes in der Nahrung die Ursache der Krankheit ist. Da das C-Vitamin die Gefäßdichtigkeit anscheinend erhöht, wäre seine Anwendung bei allen Blutungsübeln zu versuchen.

Vitaminreiche Diät genügt erfahrungsgemäß nicht. Man hat schon oft versucht, durch sie auf die hämophile Diathese einzuwirken, hat strenge Gemüse-Früchte-Diät durchgeführt, aber nie einen ausgesprochenen Einfluß auf die Blutungsneigung und Gerinnungszeit feststellen können.

Nateina enthält nach den Angaben des Erfinders Fel. Llopis alle pflanzlichen Vitamine und Kalziumphosphate. Nach den vorliegenden, schon recht zahlreichen Erfahrungen ergibt sich folgendes: Nateina bewährt sich therapeutisch nur bei der echten Hämophilie; hier reduziert es die Neigung zu Spontanblutungen und beschleunigt manchmal auffallend die Resorption von Gelenkergüssen. Beim Morbus Werlhof ist es meistens wirkungslos. Die Durchführung einer Nateinakur ist in der Praxis oft mit Schwierigkeiten verbunden, weil der Preis viel zu hoch ist. Es müssen unbedingt 20 und mehr Tabletten pro Tag genommen und dies muß durch mehrere Wochen oder Monate fortgeführt werden.

Cebion ist das rein dargestellte C-Vitamin, die l-Ascorbinsäure; es ist im Handel in Tablettenform zu 0,025 g zu internem Gebrauch und in Ampullen zur intravenösen Anwendung (1 ccm = 0,050 g Ascorbinsäure) erhältlich. Es wird über Erfolge bei allen Formen von hämorrhagischer Diathese berichtet. Sowohl bei der reinen Kapillartoxikose, der Purpura rheumatica und der Purpura abdominalis, als auch bei der Hämophilie und bei Werlhof-Blutungen konstatierte man rasches Sistieren der Hämorrhöe. Cebion scheint speziell auf die Gefäße im Sinne einer Festigung der Wand und Verminderung der Durchlässigkeit zu wirken. Die Hauptindikation bildet die hämorrhagische Diathese bei Skorbut und bei Möller-Barlowscher Krankheit. Weiter sind rasche Erfolge zu erwarten bei der Schönlein-Henochschen Krankheit, wo man die gute Einwirkung noch durch gleichzeitige Gaben von Pyramidon verstärken kann. Auch bei der Werlhofschen Krankheit sieht man ein Sistieren der Blutungsneigung schon in einem Stadium, wo die Zahl der Blutplättchen noch niedrig ist. Von Cebion müssen immer große Mengen gegeben werden. Interne Einverleibung, bis zu 4 Tabletten im Tag, kommt nur bei leichten Fällen in Frage, wenn man durch protrahierte Zufuhr auf das Gefäßsystem und die Gerinnungszeit einwirken will. Bei allen intensiv blutenden Fällen ist die intravenöse Zufuhr vorzuziehen. Man spritzt täglich 1 bis 2 bis zu 3 Ampullen in 24 Stunden ein. Weniger sicher ist die Wirkung bei intramuskulärer Darreichung.

In jüngster Zeit ist ein neues Vitamin-C-Präparat von der Firma Bayer unter dem Namen Cantan herausgekommen, das die gleichen Eigenschaften und Wirkungen hat. Eine Ampulle zu 1 ccm enthält 0,025 Ascorbinsäure.

b) Anregung zur Plättchenbildung.

Bluttransfusion. In der Therapie der Blutungsübel ist die Bluttransfusion nicht zu entbehren. Sie ist der Eingriff, der einen blutenden Hämophilen vom Tode erretten kann, wenn alle anderen Mittel versagen; durch sie kann man einen ausgebluteten Werlhof-Kranken so weit in die Höhe bringen, daß er nun eine Milzexstirpation ertragen kann. Immer wieder sieht man bei hartnäckigen Blutungen, daß im Anschluß an eine Transfusion die Wendung zur Besserung einsetzt.

Eine eingehende Besprechung des Wesens und der Wirkungsweise erübrigt sich ebenso, wie die Schilderung der Ausführung. Viele in der Praxis stehende Ärzte, namentlich die der jüngeren Generation, beherrschen die Technik der Transfusion gut und führen sie oft aus zum Segen für ihre Patienten. Jenen, die sie niemals geübt haben, ist auch durch eine eingehende Schilderung nicht gedient. Deshalb soll hier nur das für die hämorrhagische Diathese Besondere hervorgehoben werden. Die Zufuhr menschlichen Blutes wirkt in erster Linie als Ersatz für verlorengegangenes Blut. Das ist in vielen Fällen das dringlichste Gebot. Außerdem aber bedeutet sie bei dem thrombopenischen Morbus Werlhof eine reichliche Dotierung des Organismus mit den zur Blutstillung notwendigen Plättchen, und bei der Hämophilie eine ausgiebige Zufuhr von zur Gerinnung notwendigen Substanzen. Die Transfusion trägt aber noch auf indirektem Wege zur Besserung des Blutstatus bei, denn eine Blutübertragung stellt einen mächtigen Reiz auf das Knochenmark dar, auf den dieses mit energischer Neubildung aller Blutzellen, also auch von Thrombozyten, antwortet. Ebenso wird die Produktion von Gerinnungsfermenten angeregt, und schließlich ist mit großer Wahrscheinlichkeit ein günstiger Einfluß auf die Kapillaren im Sinne einer besseren Abdichtung der Gefäßwand anzunehmen.

Am häufigsten werden Bluttransfusionen bei der Hämophilie Anwendung finden. Hier sind sie im akuten Blutungsstadium ein lebensrettender Ersatz für verlorenes Blut und gleichzeitig ein außerordentlich gutes Hämostyptikum. Es ist ein beglückendes Gefühl für den Arzt zu wissen, daß ihm kein hämophiler Bluter mehr zugrunde gehen muß. Ob man Vollblut oder Zitratblut verwendet, ist nicht von wesentlicher Bedeutung; der Arzt wird je nach der Lage des Falles entscheiden, wird jene Methode wählen, die er durch Übung beherrscht und für die er die Apparate besitzt. Defibriniertes Blut, das reichlich zerfallende Plättchen enthält und daher besonders kräftig hämostyptisch wirkt, ruft öfters Fieber und Intoxikationserscheinungen hervor; diese Methode soll lieber der Klinik überlassen werden. Selbstverständlich müssen bei jeder Transfusion, die man bei Blutungsübeln ausführt, genau die gleichen Vorsorgen getroffen werden, wie bei Blutübertragungen aus anderer Indikation. Es müssen die biologischen Vorproben zur Auswahl des geeigneten Spenders mittels Hämotest vorgenommen werden, und auch eine Vorinjektion kleiner Blutmengen gemacht werden. Auf Grund vieler Erfahrungen erscheint es besser, wenn nicht die vitale Indikation des Ausgeblutetseins es anders verlangt, nicht zu große Blutmengen auf einmal zu übertragen: Einspritzungen von 100—300, höchstens 400 ccm auf einmal scheinen genügend. Lieber soll man die Transfusion nach einigen Tagen wiederholen.

Ein chirurgisches Freilegen der Vene ist womöglich zu vermeiden, Venenpunktion ist vorzuziehen. Die Transfusion kann bei der Hämophilie nichts anderes leisten, als die Verblutungsgefahr zu beseitigen und die aktuelle Hämorrhagie zum Stillstand zu bringen. Will man auf die Diathese einwirken, so ist es besser, mehrmals kleine Blutmengen, 40—50 ccm zuzuführen, etwa in Intervallen von 1—2 Wochen.

Beim essentiellen Morbus Werlhof bestehen gleichfalls sehr oft Indikationen für Bluttransfusionen. Da die Blutzufuhr hämostyptisch wirkt, wird man von ihr in schweren Fällen Gebrauch machen, um die aktuelle Blutung zum Stehen zu bringen. Ferner wird man sie bei anämischen Werlhof-Kranken anwenden, um durch Knochenmarkreizung die Anämie zu heilen und durch Anregung der Plättchenproduktion die Blutungstendenz zu beseitigen. Sehr segensreich ist ihr Einfluß in chronisch rezidivierenden Fällen; hier wird man sie ausführen, um die durch wiederholtes Bluten erschöpften Patienten unter günstigen Bedingungen zur Milzexstirpation zu bringen.

Bei symptomatischen Thrombopenien kommt Blutübertragung nur in einigen wenigen Fällen in Betracht. So wird man von ihr bei Benzolvergiftung, bei anämisch-hämorrhagischen Zuständen nach Röntgen- und Radiumschäden, bei verschiedenen Infektionen von septischem Charakter mit allgemeinen Hämorrhagien Gebrauch machen. Wertlos ist sie fast immer zur Bekämpfung der hämorrhagischen Diathese im Verlaufe einer akuten Leukämie oder schweren aplastischen Anämie.

Bei der vasogenen Purpura rheumatica und abdominalis sind Blutverlust und Anämie kaum jemals so beträchtlich, daß eine Blutübertragung notwendig wäre. Übrigens hat man gerade bei der Schönleinschen Krankheit so oft unerwünschte Reaktionen (Schüttelfrost, Kollaps, Ödeme, Hämaturie, Ikterus) im Anschlusse an eine Bluttransfusion gesehen, daß man sie in solchen Fällen lieber vermeiden soll.

Blut- und Seruminjektionen. Bevor die Transfusion allgemeine Anerkennung und Anwendung gefunden hatte, wurden bei hämophilen und anderen Blutungsübeln intravenöse Seruminjektionen gemacht. Intravenöse Injektionen von Menschenserum leisten nicht mehr als Bluttransfusionen und sind um so weniger zu empfehlen, als Serum nicht leicht in absolut sterilem Zustande erhältlich ist. Dagegen sind subkutane oder intramuskuläre Injektionen von Blut oder Serum von Mensch und Tier sehr wirksam. Das ist eine Reizkörpertherapie, die sicherlich auch bei der hämorrhagischen Diathese versucht werden kann.

Proteinkörpertherapie. Französische Forscher empfehlen zur Beseitigung der Blutungsneigung bei Hämophilie alle 2 Monate 20 ccm frischen Pferdeserums intramuskulär einzuspritzen; eine besondere Wirkung hat man nicht gesehen, ebenso nicht von Witte-Pepton (5—10 ccm der $5^0/_0$igen Lösung). Proteinkörpertherapie durch Injektionen von Milch, Aolan, Caseosan, Phlogetan, Yatren-Casein, Stormin und dergleichen wird vor allem gemacht werden, wenn man das torpide Knochenmark zur Produktion von Plättchen anregen will. Freilich muß man darauf gefaßt sein, daß bei einem frischen Morbus Werlhof eine ganz ausgiebige Blutunterlaufung um die Einstichstelle entsteht. Bei der Purpura rheumatica soll man derartige Reizkörpertherapie unterlassen; denn die Einspritzungen können von schweren Allgemeinerscheinungen, Schüttelfrost, Fieber und Kollaps gefolgt sein, lokal kann sich ein mächtiges Erythem bilden und, was das Wesentlichste ist, ein neuer, massenhafter Purpuranachschub kann erfolgen.

Auch Adrenalininjektionen, 1 ccm der $1^0/_{00}$igen Lösung, bewirken ein oft recht beträchtliches Ansteigen der Blutplättchen und dadurch Verkürzung der Blutungszeit. Doch ist dieser günstige Effekt nur vorübergehend.

c) Beseitigung der Plättchenzerstörung.

Röntgentherapie. Über die Röntgentherapie der hämorrhagischen Diathese sollen nur wenige Worte gesagt werden. Eine Therapieapparatur wird wohl nicht oft im Betriebe eines praktischen Arztes zu finden sein. Zur Röntgenbehandlung der Blutbildungsorgane ist so viel besondere Erfahrung notwendig, daß man diese Behandlung dem erfahrenen Facharzt überlassen soll. Als Resultat der vielen in der Literatur niedergelegten Erfahrungen ergibt sich, daß Bestrahlungen der Milz gelegentlich recht gut wirken, oft aber versagen. Günstigere Erfolge scheinen manchmal Reizbestrahlungen der Knochen zu haben. Einen ganz anderen Zweck soll die Radiotherapie in jenen Fällen erfüllen, wo eine ovarielle Mitbeteiligung wahrscheinlich ist, wo also exzessive Mensesblutungen im Vordergrund stehen. Hier wird man die Röntgenwirkung auf die Ovarien konzentrieren. Eine passagere Röntgenkastration beseitigt die periodische Hyperämisierung der Uterusschleimhaut und damit den Locus minoris resistentiae.

Splenektomie. Das souveräne Mittel, um zur Plättchenbildung anzuregen und um die gesteigerte Zerstörung auszuschalten, ist die Splenektomie. Es ist die sicherste Methode, um bei einem schweren Morbus Werlhof die Blutplättchenzahl über den kritischen Punkt zu erhöhen und damit die das Leben bedrohende Intensität und Persistenz der Blutungen zu beseitigen. Das rasche Einsetzen der Wirkung ist erstaunlich; immer wieder sieht man, daß noch während der Operation, sogleich nach der Unterbindung der Milzgefäße Blutungen, die tagelang allen Bemühungen Widerstand geleistet haben, zum Stillstand kommen. Schon nach einigen Stunden ist das Blut mit Blutplättchen überschwemmt, die Zahl steigt von ein paar Hundert auf mehrere Hunderttausende, was man zutreffend „Thrombozytenkrise" genannt hat. Gleichzeitig erscheinen massenhaft jugendliche rote Blutkörperchen in der Zirkulation, die Anämie heilt rasch, und man hat wirklich den Eindruck, als wäre mit der Entfernung der Milz dem Knochenmark eine Fessel abgenommen worden. Die Patienten blühen auf, Körpergewicht und Entwicklung werden nachgeholt. Die Erhöhung der Thrombozytenzahl bleibt aber nicht dauernd bestehen. Von dem Höhepunkt erfolgt allmählich ein Absinken auf subnormale, sogar wieder auf pathologisch niedrige Werte; ja, es werden sogar Zahlen unterhalb der kritischen Grenze von 30.000 erreicht. Aber merkwürdigerweise treten trotzdem keine oder keine nennenswerten Blutungen auf. Ein splenektomierter Mensch kann wieder Zeichen von hämorrhagischer Diathese zeigen; aber niemals gibt es mehr unbeherrschbares Bluten, durch das er in Lebensgefahr kommen könnte.

So ausgezeichnet die Wirkungen der Milzentfernung sind, wird man sich doch nicht entschließen, jeden Fall von erkanntem Morbus Werlhof sogleich der Operation zuzuführen; denn schließlich ist der Eingriff doch mit Gefahren verbunden, und eine Operationsmortalität von etwa 20% ist nicht klein. Der praktische Arzt wird es sich daher in jedem Falle sorgfältig überlegen, ob er seinen Werlhof-Kranken dem Chirurgen überweisen soll. Erstens muß die Diagnose mit absoluter Sicherheit feststehen. Es darf nur ein Patient mit der essentiellen konstitutionellen Werlhofschen Krankheit operiert werden, niemals solche, wo die Hämorrhagien Begleitzeichen sind. Die mit Blutplättchenverminderung einhergehenden Purpuraerkrankungen bei Blutkrankheiten (Leukämien), Infektionskrankheiten (Sepsis), Vergiftungen (Benzol, Radium) müssen unbedingt durch genaueste Beobachtungen und Untersuchungen ausgeschaltet werden; denn bei diesen Zuständen würde die Operation nicht nur nicht nützen, sondern sogar das Ende beschleunigen. Bei allen symptomatischen Thrombopenien ist Splenektomie kontraindiziert. Ebenso ist bei allen vasogenen Purpuraerkrankungen, bei der Purpura rheumatica, bei der Purpura abdominalis und selbstverständlich auch bei Hämophilie eine Milzentfernung absolut verboten.

Selbst wenn die Diagnose schon feststeht, wird der Arzt erst noch sorgfältig erwägen müssen, in welchem Stadium Werlhof-Kranke splenektomiert werden sollen. Auf Grund der vorliegenden Erfahrungen kann man etwa folgende Indikationen aufstellen: Im akuten Anfall wird man sich nur ausnahmsweise dazu entschließen, wenn alle Blutstillungsmittel versagen und wenn selbst mehrfache Bluttransfusionen die Lebensgefahr nicht beseitigen können. Bei chronisch-rezidivierenden Formen wird man bei Kindern und Jugendlichen zur Operation raten, wenn die immer wiederkehrenden Blutungen ein dauerndes Kranksein zur Folge haben, eine chronische Anämie und Hemmung des Wachstums und der Entwicklung hervorrufen. Aus der Erfahrung, daß die Blutungsneigung nach erlangter körperlicher Reife oft geringer wird, wird man sich bei Patienten, die sich nahe dem Pubertätsalter befinden, wenn möglich, zuwartend verhalten. Bei Erwachsenen, die im Berufsleben stehen, wird man eventuell aus sozialer Indikation operieren lassen, wenn immer wieder einsetzende Blutergüsse länger dauernde Arbeitsunterbrechungen zur Folge haben. Ein weiteres, wichtiges Moment ist die Wahl des Zeitpunktes. Die Operation soll nicht bis zu dem Moment hinausgeschoben werden, wo der Patient schon hochgradig geschwächt und ausgeblutet ist. In jedem Falle ist eine sorgfältige Vorbereitung und Kräftigung durch Bluttransfusionen und Herzmittel unbedingt nötig.

In letzter Zeit wurde berichtet, daß auch die bloße Ligatur der Milzarterien den gleichen Effekt hat wie die Milzentfernung; die Ligatur ist kürzer und weniger eingreifend. Es liegen diesbezüglich noch nicht genügend Erfahrungen vor.

d) Förderung der Blutgerinnung.

Ein großer Teil der eben beschriebenen Medikamente regt nicht nur die Plättchenbildung an, sondern fördert auch die Gerinnung des Blutes. Obenan steht die Bluttransfusion.

Weiter gehören hierher die subkutanen Injektionen von Blut oder Serum, Proteinkörperinjektionen, intravenöse Einspritzungen von hypertonischen Salzlösungen usw. Ein neuerlich empfohlenes Verfahren zur Gerinnungsförderung bei hämophilen Blutungen besteht darin, daß man von einer 3,5%igen Lösung von Natrium citricum 10 ccm subkutan einspritzt; wenn möglich, soll dies durch Umspritzung in die Umgebung des Blutungsherdes erfolgen. Die Kombination von Natriumzitrateinspritzungen mit Bluttransfusion soll besonders gute Wirkung zeigen.

Alle Ärzte haben die Erfahrung gemacht, daß bei Hämophilen nach starken Blutverlusten für einige Zeit nicht nur die Gerinnung des Blutes beschleunigt eintritt, sondern daß auch die Neigung zu spontanem Bluten geringer wird. Das war der Grund, warum Sahli den Vorschlag gemacht hat, bei hämophilen Patienten von Zeit zu Zeit einen Aderlaß zu machen. Mitteilungen über Erfolge liegen nicht vor. Der Eingriff könnte unbedenklich versucht werden, da ein Einstich in die Vene nicht von einem abnorm langen Bluten gefolgt ist.

Sehr interessant sind die Versuche, durch Hormonpräparate auf die Blutgerinnung einzuwirken.

Von der Erfahrung ausgehend, daß immer nur männliche Individuen an Hämophilie erkranken, Frauen dagegen davon verschont bleiben, wiewohl sie es sind, die das Leiden vererben, zog man sinngemäß den Schluß, daß in ihrem Organismus eine Substanz vorhanden sein müsse, die das Manifestwerden der hämorrhagischen Diathese verhindert, die nur das Weib besitzt und die dem Manne fehlt. Es war naheliegend, dieses Etwas in der weiblichen Keimdrüse zu vermuten. Da auch Tierexperimente diese Theorie zu stützen schienen, versuchte man die Darreichung von Ovarialpräparaten. Die Berichte über Heilerfolge lauten noch widersprechend, aber vielfach sehr ermunternd. Da die Wirkung augenscheinlich passager ist, müssen die Gaben öfters wiederholt und durch längere Zeit gegeben werden. Man gibt von den gebräuchlichen Ovarialextrakten Ovosan, Ovoglandol, Ovaria sicca, Ovowop, Ovaraden mehrere Tabletten täglich oder man spritzt von den sterilen Extrakten 1—2 Ampullen täglich ein.

e) Entgiftung des Organismus.

Bei der Schönleinschen Purpura besteht die erste Aufgabe des Arztes darin, die Intoxikation zu beseitigen, den Organismus zu entgiften. Man beginnt die Behandlung zweckmäßig mit einem Abführmittel und energischen Darmspülungen und gibt sogleich darnach weiter Tierkohle oder Adsorgan intern zwecks Toxinbindung. Die weitere Behandlung ist symptomatisch. Bei Gelenkschmerzen werden traditionsgemäß Salizylpräparate verordnet, eventuell Atophan in kleinen Dosen oder Pyramidon. Gegen die Hautpurpura sind alle Mittel anzuwenden, denen gefäßdichtende Wirkung zugeschrieben wird: Kalkpräparate, Cebion und andere Vitamine. Bei länger dauernder Purpura könnte eine Desensibilisierung durch Injektion von Serum, Milch- oder Eiweißpräparaten versucht werden. Bei Komplikationen, Nephritis, Koliken usw. ist nach den Regeln der internen Medizin vorzugehen. Sehr wichtig ist bei Nachweis einer alimentären Genese die Ausschaltung der provozierenden Schädlichkeit aus der Diät. Bei rezidivierenden Formen lasse man die Tonsillen genauestens revidieren. Falls sie sich als krank erweisen und etwa Eiterpfröpfe enthalten, wird die Tonsillektomie durchzuführen sein. Ebenso sind kranke Zähne und Wurzelgranulome entsprechend zu behandeln.

f) Allgemeines.

Schließlich noch einige Worte über die Allgemeinbehandlung von Blutungskranken. Menschen mit hämorrhagischer Diathese gehören für die Zeit der aktuellen Blutung ins Bett. Es ist Pflicht des Arztes, auf die durch das unbeherrschte Bluten erregten Patienten und die alarmierte Umgebung beruhigend einzuwirken. Im gegebenen Falle ist unbedingt von sedativen Mitteln Gebrauch zu machen. Ein kluger Arzt wird auch Psychotherapie heranziehen und durch suggestive Beeinflussung ganz außerordentliche Erfolge erzielen. Er wird so ein intensives Nasenbluten heilen können, das vasoneurotische Schulkinder vor Prüfungen und Schularbeiten befällt, wird manche Hämorrhagien aus Nase und Genitale wunderbar beeinflussen, die bei Mädchen und Frauen immer gerade dann sich einstellen, wenn sie ihre Tüchtigkeit im Beruf oder in der Familie erweisen sollen.

In letzter Zeit ist wieder die Höhensonne empfohlen worden, deren Strahlen imstande sein sollen, die Blutungsneigung einzuschränken. Quarzlampenstrahlen mögen bei anämischen und geschwächten Patienten von Nutzen sein; bei manifester hämorrhagischer Diathese ist ihre Anwendung nicht angezeigt; man hat hier im Gegenteil frische Eruptionen von Hautblutungen nach Einwirkung natürlicher oder künstlicher Sonnenstrahlen gesehen.

Schließlich noch ein Wort über die notwendigen Maßnahmen, die nach Ablauf einer Purpura oder Blutungsattacke zu treffen sind. Meistens wird es sich nur darum handeln, die restierende Anämie zu beseitigen. Hier werden die üblichen Medikamente, und zwar Eisen in nicht zu kleinen Dosen, Arsen, Lebertherapie usw. mit Nutzen angewendet werden. Wenn Klimatherapie überhaupt in Frage kommt, dann wäre Patienten mit chronischem Morbus Werlhof Gebirgsaufenthalt anzuempfehlen.

Die große Zahl der aufgezählten Präparate mag verwirrend erscheinen; in der Praxis ist es wesentlich einfacher und man wird mit einer geringen Zahl von Mitteln sein Auslangen finden. Die bei den einzelnen Blutungsübeln wirksamsten und daher in erster Linie anzuwendenden Präparate sollen im nachfolgenden kurz zusammengefaßt werden.

Hämophilie. Im Stadium der akuten Blutung sind alle Maßnahmen zur lokalen Blutstillung heranzuziehen, wie Seite 59 ff. dargestellt. In jedem schwereren Falle ist das sicherste Blutstillungsmittel die Bluttransfusion. Rechtzeitig angewendet, wird ein Verblutungstod fast stets verhütet werden. Zur Bekämpfung der hämophilen Konstitution sind Nateina und andere Vitaminpräparate zu versuchen; ferner die gerinnungsfördernden Maßnahmen, wie Injektionen von Blut, Serum usw.

Morbus Werlhof. Zur aktuellen Blutstillung die gleichen Mittel, wie bei der Hämophilie. Zur Gefäßabdichtung: Kalk, Kongorot und vor allem die C-Vitaminpräparate wie Cebion. Bei hochgradigem Plättchenmangel ist wieder die Bluttransfusion das wirksamste Mittel, ferner Röntgenreizbestrahlung und eventuell Proteinkörpertherapie. In allen schweren chronischen Fällen kommt Splenektomie in Betracht.

Morbus Schönlein. Zunächst Entgiftung durch Abführmittel und Tierkohle; dann gegen die Entzündung Salizyl oder Pyramidon und gegen die Gefäßläsion C-Vitamine und Kalk. Bei abdominalen Koliken Wärme und Atropin. Bei Verdacht auf Invagination frühzeitige Laparatomie.

Symptomatische Blutungsübel. Bei allen Formen verlangt die Grundkrankheit in erster Linie therapeutisches Eingreifen.

Sachregister.

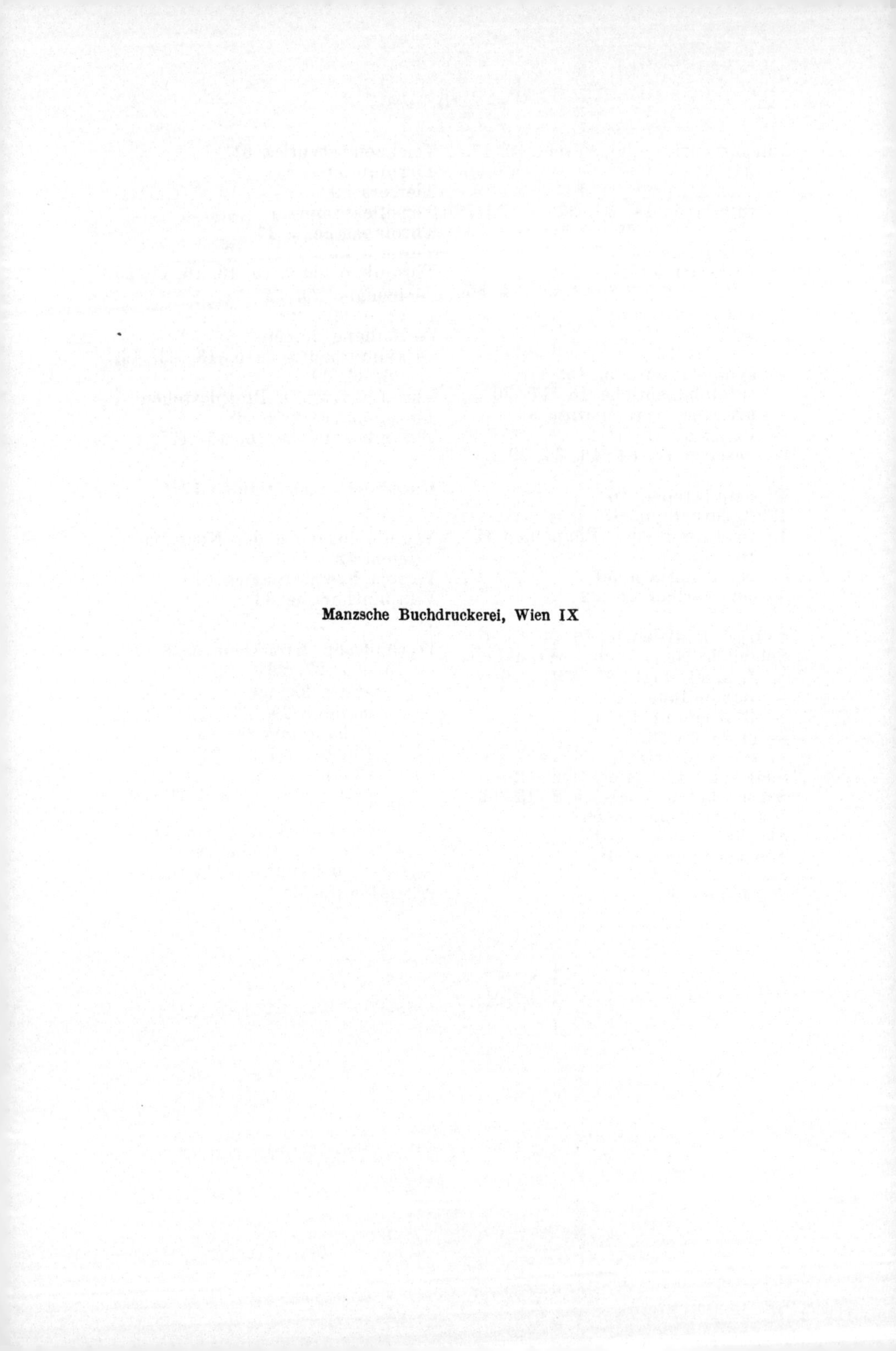

Manzsche Buchdruckerei, Wien IX

Bücher der Ärztlichen Praxis

Band 1: **Die Anfangsstadien der wichtigsten Geisteskrankheiten.** Von Prof. Dr. **A. Pilcz.** Mit 3 Abb. 62 S. RM 1,70

Band 2: **Der Schlaf, seine Störungen und deren Behandlung.** Von Prof. Dr. **O. Marburg.** Mit 3 Abb. 52 S. RM 1,50

Band 3: **Die akute Mittelohrentzündung.** Von Prof. Dr. **O. Mayer.** Mit 3 Abb. 52 S. RM 1,50

Band 4: **Diphtherie und Anginen.** Von Prof. Dr. **K. Leiner** und Dr. **F. Basch.** Mit 1 Abb. 84 S. RM 2,50

Band 5: **Krämpfe im Kindesalter.** Von Prof. Dr. **J. Zappert.** 54 S. RM 1,60

Band 6: **Glykosurien, renaler Diabetes und Diabetes mellitus.** Von Priv.-Doz. Dr. **H. Elias.** Mit 6 Abb. und 1 Taf. 94 S. RM 2,60

Band 7: **Die Behandlung der Verrenkungen.** Von Prof. Dr. **C. Ewald.** Mit 16 Abb. 44 S. RM 1,50

Band 8: **Die Behandlung der Knochenbrüche mit einfachen Mitteln.** Von Prof. Dr. **C. Ewald.** Mit 38 Abb. 102 S. RM 2,80

Band 9: **Gelbsucht.** Von Priv.-Doz. Dr. **A. Luger.** 99 S. RM 2,60

Band 10: **Störungen in der Frequenz und Rhythmik des Pulses.** Von Prof. Dr. **E. Maliwa.** Mit 4 Abb. 82 S. RM 2,60

Band 11: **Die Menstruation und ihre Störungen.** Von Prof. Dr. **J. Novak.** Mit 6 Abb. 98 S. RM 3,—

Band 12: **Darmkrankheiten.** Von Priv.-Doz. Dr. **W. Zweig.** 162 S. RM 4,60

Band 13: **Säuglingsernährung.** Von Prof. Dr. **A. Reuss.** Mit 8 Abb. 104 S. RM 3,—

Band 14: **Komatöse Zustände.** Von Priv.-Doz. Dr. **V. Kollert.** 51 S. RM 1,60

Band 15: **Diathermie, Heißluft und künstliche Höhensonne.** Von Priv.-Doz. Dr. **P. Liebesny.** Mit 30 Abb. 80 S. RM 2,80

Band 16: **Einführung in die Orthopädie für den praktischen Arzt.** Von Priv.-Doz. Dr. **G. Engelmann.** Mit 44 Abb. 94 S. RM 3,40

Band 17: **Sprach- und Stimmstörungen (Stammeln, Stottern usw.).** Von Prof. Dr. **E. Fröschels.** Mit 16 Abb. 71 S. RM 2,40

Band 18: **Hausapotheke und Rezeptur.** Von Prof. Dr. **L. Kofler** und Priv.-Doz. Dr. **A. Mayerhofer.** Mit 33 Abb. 192 S. RM 6,60

Band 19: **Die Nierenerkrankungen.** Von Priv.-Doz. Dr. **Hermann Kahler.** Mit 2 Abb. 104 S. RM 3,20

Band 20: **Magenkrankheiten.** Von Prof. Dr. **H. Schur.** Mit 8 Abb. 223 S. RM 6,60

Band 21: **Kosmetische Winke.** Von Prof. Dr. **O. Kren.** Mit 14 Abb. 141 S. RM 4,80

Band 22: **Allgemeine Therapie der Hautkrankheiten.** Von Priv.-Doz. Dr. **A. Perutz.** 131 S. RM 4,50

Band 23: **Lungen- und Rippenfellentzündung.** Von Prof. Dr. **K. Reitter.** Mit 4 Abb. 47 S. RM 2,—

Band 24: **Krampfadern.** Von Priv.-Doz. Dr. **L. Moszkowicz.** Mit 6 Abb. 34 S. RM 2,—

Band 25: **Die Differentialdiagnose der richtigen Augenkrankheiten und Augenverletzungen.** Mit einem Anhang über die Brillenbestimmung. Von Prof. Dr. **V. Hanke.** Mit 19 Abb. u. 3 Taf. 108 S. RM 4,—

(Fortsetzung auf der IV. Umschlagseite)